骨质疏松
防治与调养

编著　贾清华

中国医药科技出版社

内 容 提 要

随着生活水平的不断提高，人类寿命日趋延长，骨质疏松的发病率显著上升，已成为世界范围内越来越严重的社会健康问题。本书从骨的基础知识，骨质疏松的病因、临床表现、常用检查、诊断与鉴别诊断、防治与调养、食疗等方面，全面介绍了骨质疏松的相关知识。在编写过程中，我们力求通俗易懂，深入浅出，相信本书能成为中、老年朋友防治骨质疏松症的重要参考书，也可供基层医生及老年保健工作者使用。

图书在版编目（CIP）数据

骨质疏松防治与调养 / 贾清华编著. —北京：中国医药科技出版社，2014.6

ISBN 978-7-5067-6882-5

Ⅰ. ①骨⋯　Ⅱ. ①贾⋯　Ⅲ. ①骨质疏松－防治　Ⅳ. ①R681

中国版本图书馆CIP数据核字（2014）第142694号

美术编辑　陈君杞
版式设计　郭小平

出版　中国医药科技出版社
地址　北京市海淀区文慧园北路甲22号
邮编　100082
电话　发行：010-62227427　邮购：010-62236938
网址　www.cmstp.com
规格　710×1020mm $^1/_{16}$
印张　13 $^1/_2$
字数　159千字
版次　2014年6月第1版
印次　2016年11月第5次印刷
印刷　三河市腾飞印务有限公司
经销　全国各地新华书店
书号　ISBN 978-7-5067-6882-5
定价　**29.80元**

前 言

随着生活水平的不断提高，人类寿命日趋延长，骨质疏松的发病率显著上升。在我国60岁以上人群中骨质疏松的发病率为56％，其中女性发病率高达60％~70％。

目前骨质疏松是一个世界范围内，越来越严重的社会健康问题。全世界已有2亿多人患有骨质疏松症，美国的研究发现50岁以上妇女骨质疏松的患病率为30％，80岁以上妇女骨质疏松患病率则高达97％，据统计男性骨质疏松的发病率也在日渐上升。骨质疏松症现已成为当今世界十大常见病之一。

骨折是原发性骨质疏松症的最常见的并发症，也是最严重的并发症。当骨量丢失达20％以上时，骨骼就变得十分脆弱。在日常生活中，可因轻微的动作，如咳嗽、打喷嚏、擦地板或弯腰提拉稍重的物体时发生骨折。骨质疏松性骨折愈合慢、合并症多、致残率及死亡率高，由于骨质疏松性骨折都发生在中、老年人，中、老年人的机体各种细胞、组织、器官结构与功能随着年龄的增长而渐趋衰老，骨折愈合时间就相对延长。骨折愈合除受上述因素制约外，又可受中、老年人的钙营养水平、维生素D生理水平以及雌激素水平低下等影响，骨折的愈合就比较缓慢。骨折后需要较长时间的卧床，特别是髋部骨折，造成钙质流失，除影响骨折愈合外，极易并发肺部感染、泌尿系统感染、褥疮等，可导致病人死亡。据有关资料统计，骨质疏松引起的髋部骨折，在一年之内，可使15％~25％的患者死亡；生存一年以上者，其中仅50％可以恢复自由活动，而21％要依赖拐杖才能行走，有25％患者完全丧失活动能力，给病人与病人的家庭带来极大的痛苦与精神压力。

有学者预言，到2050年，全世界骨折发生率将上升3倍以上，髋部骨折病人也会显著增多，其中50％的髋部骨折病人将发生在亚洲，尤其是我国。妇女髋部骨折的危险性将大于乳腺癌、子宫内膜癌与卵巢癌的总和；男性一生中髋部骨折的危险性将高于前列腺癌。

但是，目前骨质疏松的知晓率很低，有75％的患骨质疏松症的绝经后妇女没有得到治疗，超过半数的人仅仅选择用补钙来治疗骨质疏松。

本书从骨的基础知识，骨质疏松的病因、临床表现、常用检查、诊断与鉴别诊断、防治与调养、食疗等方面，全面介绍了骨质疏松的相关知识。在编写过程中，我们力求通俗易懂，深入浅出，相信本书能成为中、老年朋友防治骨质疏松症的重要参考书，也可供基层医生及老年保健工作者使用。

由于编者水平有限，加之时间仓促，疏误之处在所难免，敬请广大读者批评指正。

编　者
2014年5月

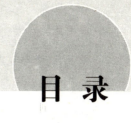

目 录

基础知识篇

分类与临床表现篇

检查篇

诊断与鉴别诊断篇

治疗篇

预防调养篇

食疗篇

基础知识篇

◎ 骨的基本结构有哪些？

骨由骨质（骨密质和骨松质）、骨膜、骨髓及血管、神经等部分组成。

（1）骨密质和骨松质

骨密质和骨松质是骨的主要成分。我们用肉眼观察，无论哪种类型的骨，其外层（表层）致密而坚硬，具有很强的抗压力、抗扭曲能力，称为骨密质，又称骨皮质、皮质骨或密质骨，由许多呈葱样的轮状的骨板构成，其间还有呈片状的介质层，可使骨骼更加坚固。从骨密质向里，骨的结构疏松，由许多交织成网状或片状的骨小梁构成，如海绵状，称骨松质，又称松质骨。松质骨内骨小梁的排列方向往往与该骨所承受的压力方向一致，骨小梁数量的多少及致密程度与骨骼承受的压力、骨骼代谢状况有直接关系。当骨骼不承受压力时，骨小梁的数量就会减少。当骨骼脱钙时，骨小梁就会变得稀疏。随着年龄的增长，性激素水平的下降，富含骨松质的椎体和股骨上端易发生骨小梁减少、变细、断裂等微结构的改变，成为骨折的好发部位。

骨密质主要存在于长骨骨干和其他类型的骨的表面，骨松质主要存在于椎骨、长骨干骺端和肋骨等处。在人体整个骨骼系统中，骨密质大约占全部骨骼的75%，骨松质约占25%。不同的骨骼骨密质和骨松质所占的比例各不相同，如上肢长骨中骨密质占95%，下肢长骨中骨密质占75%，而椎骨中骨松质占66%~75%，骨密质仅占25%~34%。骨松质含水25%，有机质30%，无机盐45%，因此稍微软一些，其内部充满骨髓组织。骨密质含水55%，有机质30%，无机盐60%，是矿物质含量较多的坚硬的骨组织。

（2）骨膜

骨膜是覆盖在骨骼表面（除关节面外）的一层致密膜，骨膜上有丰富的血管网，对骨的生长发育和营养起着重要的作用。骨膜上还有丰富的神经末梢，感觉敏锐。骨膜具有成骨作用，当骨骼出现骨折时，骨膜可促进成骨细胞的分化，形成外骨痂而连接断骨。

（3）骨髓

骨髓分布骨髓腔中，根据其组织形态和功能分为红骨髓和黄骨髓。在儿童时期，骨髓的造血功能较强，颜色呈红色，称为红骨髓；随着年龄的增长，红骨髓逐渐被脂肪组织取代，呈乳黄色，称为黄骨髓，缺乏造血能力。在特殊情况下，如急性失血需要大量造血时，黄骨髓又可以转化为红骨髓而产生红细胞、白细胞和血小板等。

◎ 骨的基本成分有哪些？

骨组织由细胞成分和细胞间质（骨基质）组成，骨基质中含有大量无机盐，使骨组织非常坚硬。

（1）骨细胞的组成

骨组织中含有二种固有的细胞成分，称为骨细胞系，它们是骨细胞、成骨细胞和破骨细胞。它们与骨组织的生成和成熟过程密切相关。

成骨细胞是骨的主要功能细胞，是骨的形成、发育与生长的重要细胞。成骨细胞蛋白合成能力很强，其主要功能是合成分泌骨组织的胶原纤维和其他有机质（称为类骨质）及将钙盐运送至类骨质的部位参与类骨质的钙化，有促进骨形成的作用。成骨细胞在分泌类骨质的过程中逐渐被埋于其中并转化为骨细胞。

骨细胞是骨的主要细胞成分，来源于成骨细胞。骨细胞有溶骨的作用，它可以释放一些酶，使骨细胞周围的骨质破坏和吸收。在某些病理情况下，当这些溶骨的作用增加时，就可能导致继发性骨质疏松症。溶骨现象又是一个积极的生理学过程，骨细胞的这一溶骨过程，可以使骨钙转移入血。因此，骨细胞参与了血钙浓度动态平衡的调节。

破骨细胞是负责骨吸收的细胞，在骨的吸收和重建的过程中起重要的作用。破骨细胞通过摄取基质、无机质复合物和细胞周围的物质，并释放一些溶解酶而导致上述物质部分或全部消化。而且，骨细胞可以促进局部产生一些酸，溶解骨盐，使骨组织被溶解吸收。

（2）骨基质

骨基质即骨的细胞间质，分布于骨细胞之间。骨基质分有机基质和无机基质，两者的比例随年龄而改变，在儿童期两者的比例相似，随着年龄的增加，无机质的比例增加。

骨的有机基质主要是骨胶原基质，其中绝大部分是骨胶原纤维，即通常所称的骨胶原，约占全部骨基质的32%，是钙化的主要场所；还有一小部分无定形的蛋白物质，主要是蛋白多糖复合物。

骨基质中的无机盐称为骨盐。无机盐是构成骨基质的主要部分，约占全部骨基质的65%，其主要成分是磷酸钙（80%）、碳酸钙（10%）、柠檬酸钙（2%）等。骨盐主要是以羟基磷灰石和胶体磷酸钙的形式分布在骨的有机成分中，和骨胶原纤维相结合。

骨的有机质和无机盐的有机结合使骨坚硬而且具有一定的韧性，即有机物质使骨结实而有韧性，而骨盐则给骨提供了硬度，两者有机结合，缺一不可，在幼儿和儿童期，骨的有机质较多，骨的柔韧性较大；而老年人骨的有机物含量较少，骨盐含量较高，骨的脆性较大，因此，老年人容易发生骨折。

✪ 人体骨骼的作用有哪些？

骨骼是人体的重要器官，是人体运动系统的主要组成部分。人体骨骼有支持身体、保护内脏、完成运动和参与代谢、造血等功能。

（1）支架功能

骨骼是全身最坚硬的组织，互相连结成一个完整的、坚硬的骨架结构，使身体保持一定的形态和姿势，对人体起着支撑和负重的作用。人之所以能站立、行走、负重和劳动，骨骼起着非常重要的作用，这是人体骨骼的功能中最主要的功能。骨骼的支架功能主要是由躯干骨中的脊柱及四肢骨负担，一旦发生骨质疏松症，就会损害这种支架功能，危害人体健康。

（2）保护内脏功能

人体一些骨骼按一定方式互相连结而围成一定形状的体腔，以其坚硬的结构保护腔内的各种重要脏器。如头盖骨围成坚硬的颅腔，保护大脑免受外力打击；肋骨和胸椎骨、胸骨等围成桶状的胸腔，保护胸腔内的心脏、肺脏和纵隔中的器官、组织；骨盆骨围成的盆腔，保护子宫、膀胱；骨髓腔保护脊髓等。这种保护作用，对于防止内脏重要器官免受外力的打击和伤害是非常重要的，是不可缺少的。

（3）运动功能

骨骼本身没有自主的或主动运动功能，它是在神经支配下的肌肉、韧带和其他软组织的共同作用下，使身体能够完成各种运动和动作的，如行走、劳动、吃饭等。在完成运动的过程中，骨骼起到杠杆作用和支持作用，关节连结起到枢纽作用。

（4）参与人体钙、磷代谢

骨内储存大量的钙和磷，骨组织成为机体代谢所需钙、磷的最可靠且永久性的来源，对血液钙、磷浓度起到调节作用。当血液中的钙、磷增多时，便转移贮存到骨骼内；血液中钙、磷浓度降低时，骨骼内钙、磷便释放到血液中，以维持血液内钙、磷代谢平衡。因此人们常称骨骼是钙、磷的"储存仓库"。

（5）造血功能

骨髓腔中的红骨髓是人出生后的主要造血器官，具有制造和释放血细胞的功能，维持血液中各种血细胞的生成、发育、释放、死亡和清除的动态平衡，保持人体的正常血液循环和生理活动。

正是由于人体骨骼的功能，人类才能完成各种活动，正常生活。

❂ 骨骼是怎样代谢的？

骨骼是活的组织，它也在不停地进行着新陈代谢，即使在成长期后，骨骼也是在骨吸收（破坏）与骨形成（再生）的不断循环更新之中。而且，骨骼在受到创伤后具有愈合、修复和再生的能力。但是骨的代谢也不是稳定不变的，在不同的年龄有不同的特点。

正常骨的代谢过程是骨组织不断进行改建的复杂的过程，即是旧的骨质被吸收，新的骨质形成，使骨组织不断地得到更新，即新骨代替旧骨的过程。骨的正常代谢分三个时期：骨吸收期、骨形成期和骨静止期。首先参与骨吸收的破骨细胞大量被激活，激活的破骨细胞溶解骨基质，破坏骨质，并把旧骨中的钙、磷游离出来，此期即为骨吸收期；破骨细胞侵蚀旧骨后，成骨细胞在骨吸收的表面排列起来，成骨细胞先合成非矿化的骨基质（类骨质），然后将钙、磷运送至类骨质区，钙磷结晶逐渐沉积在类骨质中，骨基质钙化，形成骨组织，此时期即为骨形成期；在骨吸收期和骨形成期间为骨静止期。在骨的代谢过程中，每天都有一定量的骨组织被吸收，又有一定量的新骨组织形成，两者保持动态平衡。一般情况下，骨骼总体的3％～5％处在不断地更新之中，1年间大约有20％的骨被更新，因此5年内全部骨骼将被更新一遍。当骨吸收和骨形成的动态平衡被破坏，如当骨质吸收大于骨质形成，可出现骨丢失，发生骨质疏松症。

❂ 不同年龄阶段骨代谢有何不同？

骨组织代谢旺盛，在人的一生中都在不断地进行着破骨、新生和骨的重建活动。不同年龄骨组织的结构和代谢有所不同。儿童时期至20岁以前，骨的代谢旺盛，骨形成和骨吸收均较活跃，且骨形成大于骨吸收，骨量随年龄的增加而持续增加，男性骨量增加的速率大于女性；20岁以后骨代谢逐渐减慢，骨量增长减慢，渐趋稳定，男性与女性骨量的差距逐渐加大，男女性均在35岁左右骨量达峰值；40岁以后骨的重吸收逐渐增加，骨吸收大于骨形成，骨量开始减少，并随年龄的增高而更趋明显，女性骨量年丢失率约为1％，男性约为0.3％～0.5％；女性绝经后，骨的重吸收增加更为明显，骨量迅速丢失。绝经后妇女每年骨丢失率高达3％～5％，此期持续5~8年，然后，骨丢失逐渐减慢，但有些人可能持续许多年，有些人在70岁以后也可能再次增加。男性不存在快速骨量丢失期，40岁以后骨吸收增加，骨量丢失，但平均年丢失率不到0.5%。

◎ 调节骨代谢的因素有哪些？

骨的代谢过程受到多种因素的调节，如激素、维生素、钙、磷、微量元素及其他因子等。当这些因素的产生和代谢发生异常时，就可能导致骨代谢的紊乱。

◎ 维生素A对骨代谢有何作用？

维生素A是人类的必需营养素之一。维生素A的前身是存在于多种植物中的胡萝卜素。

动物能将胡萝卜素在体内转化为维生素A贮藏在肝脏中；因此动物的肝脏中富含维生素A，其中以鱼肝油含量最高。

维生素A是上皮细胞与骨骼细胞分泌的调节因素，也是视网膜内感光色素（视紫质）的组成成分。维生素A缺乏，可引起儿童发育不良、干眼症、夜盲症、皮肤干燥以及眼部、呼吸道、泌尿道与肠道对感染的抵抗力降低等。

维生素A在骨代谢中能保持骨形成与骨吸收的平衡，以维持骨的正常生长与改造。当维生素A缺乏时，则这一平衡破坏，成骨过程增强，导致骨质的畸形生长。当维生素A过剩时，则破骨细胞活性增强，骨质吸收加快，骨质变得脆弱，易于折断，在儿童可见骨生长停滞。

◎ 什么是骨质疏松症？

骨质疏松症是指单位体积内骨量减少的一种骨代谢障碍性疾病，主要表现为骨基质和骨矿物质含量呈等比例的减少，表现为骨小梁变细、变稀、甚至断裂，骨质内的空隙增多，就像糠萝卜一样存在着很多空隙。已经发生骨质疏松的骨骼，不再能够承受日常生活所必须承受的身体本身的负荷和活动的负荷，即骨组织的正常负载功能减弱，而骨的脆性增加，骨骼容易变形，甚至在受到轻微的创伤后即易发生骨折。

◎ 骨质疏松症的发病情况如何？

随着人口老龄化，骨质疏松症的发病率越来越高，据资料统计，我国60岁以上女性的骨质疏松症发病率高达60%～70%，男性为25%～30%。在华北、华东、华南、西南以及东北5大区对40岁以上5602位汉族人口的调查结果显示：骨质疏松症患病率为12.4%（男性为8.5%，女性为15.7%）；北京地区50岁以上妇女脊柱骨质疏松骨折发生率高达15%。患骨质疏松症的人在性别上有很大的差异，女性的骨质疏松症不仅比男性多，而且出现得较早。女性在绝经后便出现骨量丢失增加，骨量每年约以5%的速度递减。尤其是停经过早或双侧卵巢切除后的女性，其体内骨量丢失的时间将会提前。统计资料显示，女性一生中将丢失1/2的松质骨及1/3的密质骨。50岁以后的妇女，骨质疏松症的发病率要比同龄男性高出2倍或2倍以上，发病时间也较男性提前10年。随着预期寿命延长和人口结构改变，骨质疏松症将成为更加严重的公共健康问题。预计到2050年，由骨质疏松症引起的骨折将增加1倍，医疗费用也会大幅上长。

◎ 钙缺乏为什么会引起骨质疏松？

钙是构成骨骼的重要成分，除了参与骨骼的代谢和生长发育外，对机体内许多功能有很大的影响，如：维持神经肌肉的正常兴奋性，对肌肉的收缩和舒张，特别是心肌的收缩有很重要的作用；是血液凝固的重要的辅助物质；是体内多种激素分泌的辅助因子；调节体内多种酶的活性，是维持体内酸碱平衡的重要因素。

钙是人体内含量最多的矿物质成分，约占人体重量的1%～1.5%。人体内的钙绝大部分都储存在骨组织中，骨的总量约占人体钙总量的99%，其余1%分布在软组织和细胞外液。骨骼形成后，骨组织中的钙并不是固定不变的，在多种骨细胞的作用下，旧骨不断被吸收破坏，新骨不断形成再建。正常情况下，骨钙中约有99%是相对稳定的，称为稳定性钙，约有1%是不稳定的，这部分钙可以自由地与细胞外液交换，称为可溶合钙。软组织钙、细胞外液钙和可溶合钙统称为不稳定钙，稳定钙和不稳定钙通过可溶合钙不断地进行着钙的交换，旧骨中不稳定钙不断进入血液循环和细胞外液，肠道吸收的钙又不断地通过血液循环沉积在骨中。如此循环，周而复始，旧骨不断破坏，新骨不断形成。所以，钙是正常骨形成必需的矿物质。钙的缺乏是产生骨质疏松症的重要原因，当钙摄入不足或肠道对钙的吸收减少，就会影响钙向骨骼的沉积，而尿中钙排出过多，也会促使骨骼中的钙向血中转移，导致骨骼脱钙，从而产生骨质疏松症。

● 维生素D缺乏会引起骨质疏松吗?

人体内维生素D的来源有两条途径：体内合成（内源性）和食物来源（外源性）。人体内合成的7-脱氢胆固醇储存于皮下，在日光或紫外线照射下转变为维生素D_3。因此，多晒太阳是预防维生素D缺乏的主要方法之一。食物中维生素D主要来源于动物性食物，如肝脏、蛋黄、奶类等，而以鱼肝油含量最丰富。因此，多食该类食物也是预防维生素D缺乏的措施之一。维生素D是一种脂溶性维生素，是从肠道中与脂肪一起被吸收的，因此吸收时也需要胆盐的帮助。当有胆道疾病或有慢性腹泻时，可影响维生素D的吸收而导致维生素D缺乏。

人体内合成和食物中摄入的维生素D均与血液中的维生素D结合蛋白结合，输送至肝脏，在肝内转化为25羟基维生素D_3[25（OH）D_3]，25羟基维生素D_3转运到肾脏，进一步转化为1,25双羟基维生素D_3[1,25（OH）$_2D_3$]

而发挥作用。血钙浓度是调节维生素D活性的最主要的因素，血钙浓度降低，可以使双羟基维生素D_3产生增加。

活性维生素D主要作用于肠道、肾脏和骨骼。它可以加速肠道对钙、磷的吸收和转运，促进肾脏对钙、磷的重吸收，减少钙、磷从尿中排出，增加血钙、血磷。维生素D对骨骼的作用是双向的，它既可以促进破骨细胞的溶骨作用，使钙从骨中游离出来，又可以刺激成骨细胞，使钙离子转运至新骨，促进新骨钙化。维生素D缺乏，可以使肠道钙、磷吸收减少，排出增多，体内钙不足，容易发生骨质疏松。

✪ 维生素C缺乏与骨质疏松有关系吗?

维生素C对人体的生长发育和营养有重要的意义。人体本身不能合成维生素C，要依靠外源性摄入。

维生素C除具有抗氧化、抗自由基、抗坏血酸作用，还作为还原剂参加一些重要的羟化作用而参与骨胶原代谢，它可促使成骨细胞合成胶原纤维，促进骨基质的合成。当维生素C缺乏时，其合成与分泌速度大为减慢。维生素C缺乏还导致氨基酸多糖含量的减少，也影响到胶原纤维的形成。摄入的维生素C主要贮存在肝脏和其他组织中。维生素C在尿、胆汁和粪便中被排出。绿色蔬菜和柑橘类水果中均含有丰富的维生素C，一般成年人每天需要量为20～30mg，在怀孕或哺乳时需要量增大（60～80mg）。

维生素C缺乏时，因影响到骨、毛细血管和其他结缔组织的代谢，临床上常出现伤口愈合迟缓、骨痂形成延迟、毛细血管易破裂出血、牙齿松动、骨骼脆弱易折等症状。

◎ 降钙素对骨代谢有何调节作用?

降钙素主要是由甲状腺内的滤泡旁细胞（C细胞）所分泌，由32个氨基酸组成，是降低血钙血磷水平、抑制骨吸收的主要激素。血清钙水平的变化是调节降钙素合成分泌的主要因素。高血钙时分泌增加，血钙降低时分泌减少。降钙素主要作用于骨骼和肾脏，其作用如下。

（1）降钙素对骨的作用主要是直接抑制骨吸收，主要是抑制破骨细胞的活性和数量，同时也调节成骨细胞的活性而促进骨生成过程。由于降钙素的作用，可以抑制羟脯氨酸从骨中移出，使尿中羟脯氨酸排泄减少，破骨细胞数量迅速减少，活性减弱，血清钙浓度下降。

（2）降钙素是一种重要的钙调节激素，它作用于破骨细胞，抑制骨吸收，阻止骨盐溶解，使钙的释放减少，又从血浆中摄取钙，使骨的生成增加，使血钙浓度降低。

（3）对肾脏的作用是抑制肾脏对钙、磷的再吸收，增加钙、磷的排出量。同时使肠道对钙、磷的吸收减少，使血钙、磷水平降低，其中尤以血磷的降低最明显。

因此，降钙素通过抑制骨吸收，使骨钙从骨里释出的量减少，但血钙仍继续进入骨骼，并且钙的排出量增加，导致血钙降低。另外，低血钙又可刺激甲状旁腺素的分泌，使血钙升高。故降钙素对甲状旁腺素的骨吸收作用有很强的拮抗作用，而在降低肾脏对磷的再吸收上有协同作用。

◎ 磷对骨代谢有什么影响?

磷在体内的含量仅次于钙，约占成人体重的1%。其中70%～90%沉积于骨骼中，10%～30%存在于细胞内。磷是在空肠内与钙一起被吸收，在骨骼中沉积。在骨组织中主要以无机磷的形式存在，即与钙构成骨盐成分。在软组织中的磷主要以有机磷、磷脂和核酸的形式存在。人体是按一定的钙磷比例动用骨骼中的磷。血浆中的磷分为有机磷和无机磷两类，有机磷主要为磷脂，无机磷主要包括蛋白结合磷和非蛋白结合磷两个部分。后者又称为滤过磷，占血浆无机磷的绝大部分（平均占90%）。血浆无机磷主要以磷酸盐的形式存在，在骨内与钙结合成不稳定的磷酸钙，并与骨不断地进行交换。

磷存在于所有动、植物中，磷的来源主要是饮食，牛奶及乳制品、肉蛋类、蔬菜、坚果、豆制品中均含有丰富的磷。只要注意饮食营养丰富，一般情况下，并不存在饮食磷的缺乏问题。食物中的磷，不论是以有机磷的形式还是无机磷的形式存在，均能在胃肠道吸收。摄入量的范围一般在500～2000mg/天。大多数食物的磷必须在肠道中变成无机磷才能被吸收，有机磷如磷脂可以直接被肠道吸收。磷主要的吸收部位在小肠，肠磷吸收的方式是由两条途径完成的：一条是由细胞途径，即细胞调节磷的主要转运过程；另一条是由细胞旁道，是磷的被动弥散的途径。正常成人每日磷的需要量为880mg，孕妇、儿童要稍多一点，摄入的磷有60%被再吸收。肠磷吸收受很多激素的影响，但主要受维生素D的控制，如果钙的摄入过多，会使磷酸盐变为不可溶，使磷的吸收减少。

肾脏是调节磷代谢的主要器官。血磷可以自由通过肾小球滤过膜，因此原尿中磷的浓度与血磷相同。在近端小管、原尿中85%的磷被再吸收，远端小管及部分肾单位可重吸收原尿10%的磷。所以肾小球滤过和近端小管对磷的重吸收是影响磷代谢的重要因素。在生理情况下，机体主要是通过近端小管对磷的重吸收来调节磷代谢的。

甲状旁腺素是一种增加尿磷的激素，不但可以减少肾小管对磷的重吸收，同时还增加骨磷的动员。由于两种相反作用使甲状旁腺素对磷的调节所起的作用受到限制，维生素D在肾磷调节方面，有对肾小管重吸收减少的作用。正常人血磷的浓度为0.8～1.5mmol/L。

❂ 镁对骨代谢有什么影响？

镁以游离状态，与蛋白质结合物及阴离子结合复合物等3种形式存在于生物体内。但只有游离镁才具有生物活性。镁具有重要的生理功能，不仅对神经系统、心血管系统有重要生理作用，而且对骨的代谢也有重要作用。

正常人体内镁的含量约为21~28g，其中50%~60%的镁被结合在骨组织中。绝大部分的镁在细胞内，只有1%在细胞外液中。

镁在动物体内广泛存在，含量以绿色蔬菜为最多，其次为豆类、谷类、鱼、肉、蛋白类。人摄入的镁2/3以上来自蔬菜和谷类。蔬菜中的叶绿素使镁与骨组织结合，为食物中镁的重要来源。正常人每天从食物中摄入镁约300mg，足够供应机体生理需要。食物中镁约有1/3主要在小肠吸收。一般认为，钙和镁在肠道吸收时有竞争作用。当食物中钙含量增多时，能抑制肠道对镁的吸收。甲状旁腺素和维生素D也促进肠道对镁的吸收。

体液中的镁主要通过肾小球滤过而排出。肾小球滤过的镁被肾小管重吸收。肾脏是维持体液镁平衡的重要器官。当镁摄入不足时，肾脏能明显减少尿镁的排出量。此外，高血钙、甲状旁腺素、降钙素以及醛固酮可以降低肾小管对镁的重吸收，使尿排出镁增多，甲状旁腺素则可增加肾小管对镁的重吸收，因而可减少肾脏排镁。

镁对骨的生长是必需的，镁能够影响骨的代谢，对骨吸收有促进作用。由于在促进骨吸收作用的同时伴随着骨形成的刺激作用，镁促使骨吸收不会减少骨小梁体积和骨钙含量。镁对骨的吸收，在骺端的刺激比在内膜区的刺激更大。镁是骨盐的组成成分，由于焦磷酸盐能抑制骨内胶原的合成及骨盐结晶的形成，而骨盐酶能破坏焦磷酸盐，酶则是这个过程的催化剂。因此镁含量的升高，有助于骨内胶原合成和骨盐结晶的沉着。

正常血清镁的含量多，其中血清镁以离子形式存在，与白蛋白结合，剩余镁离子与柠檬酸等各种有机酸结合。血镁在健康状态保持稳定，否则会出现某些疾病状况，可能发生高镁血症或低镁血症。

人体对镁的需要量为6~12mg/kg（体重）/天，正常人的血清镁的浓度为0.75~1.25mmol/L。

❂ 锌元素对骨代谢有什么影响?

锌主要参与多种酶的构成,对酶的活性部位有催化作用,与人的生长、发育、生殖有密切联系。锌参与人体的糖、蛋白质、脂肪的代谢,同时锌对骨骼的发育有明显的影响。缺锌则骨中脱氧核糖核酸(DNA)、胶原与糖蛋白合成下降,使骨骺生长盘的宽度变窄,导致长骨变短、增厚。缺锌使软骨中的碱性磷酸酶活力下降,以致骨矿化过程下降。锌还可以通过对生长激素与胰岛素样生长因子的诱导作用,以调节骨代谢。

正常成人体内含锌量为2g左右,主要分布于前列腺、肝、肾、视网膜、骨与肌肉,锌主要在十二指肠吸收,经粪便排出,少量从尿与汗液排出。成人每日需要量为10~15mg,妇女妊娠期和哺乳期需要量增加,含锌较多的食物有豆类与肉类。

❂ 甲状旁腺激素与骨质疏松有关系吗?

甲状旁腺位于颈前部甲状腺的上下极,甲状旁腺主细胞分泌的激素称为甲状旁腺激素。甲状旁腺激素的主要作用部位是骨骼、小肠和肾脏。甲状旁腺激素可刺激破骨细胞的溶骨作用,使骨骼中的钙游离进入血液,可增加肠道钙吸收和肾小管对钙离子的重吸收,加速维生素D的活化,其结果使血钙浓度增高。血钙的水平是甲状旁腺激素分泌的最主要的调节因素。当血钙浓度降低时,甲状旁腺激素的分泌增加,使血钙升高。当甲状旁腺激素长期分泌过多时,则骨吸收大于骨形成,骨量减少,骨钙大量释放入血,导致高血钙,继而引起骨质疏松症。

❂ 铜与骨质疏松有关系吗?

成年人体内铜含量为150mg,50%的铜分布于骨骼与肌肉,10%分布于肝脏,5%分布于血液。正常成人每天需摄入2~3mg铜。

铜是骨基质中的赖氨酰氧化酶的辅助因子。铜缺乏使胶原蛋白分子内交联受阻，使骨胶原结构和功能异常，从而影响骨矿盐沉积，降低骨强度，使骨基质及骨的形成受限，可出现骨质疏松症。

胃、十二指肠和小肠上部是铜的主要吸收部位，吸收的铜与白蛋白结合，运送至肝脏贮存。肝脏、鱼类、乳类、肉类、蛋类及蔬菜中铜含量较多。

◉ 氟与骨质疏松有关系吗?

氟主要分布在骨、牙、指甲和毛发之中，骨骼中氟含量占氟总量的96%。

缺氟使龋齿发病率增高，这是因为氟能在牙釉质表面形成一种抗酸性的氟磷灰石，使牙齿坚硬、抗酸、耐腐蚀的缘故。缺氟还可使生长发育迟缓，老年易出现骨质疏松。适量的氟的摄取能促进钙、磷在骨基质上的沉着，有利骨钙化、骨强度增加，故缺氟影响骨形成。但过多地摄入氟反而有害，这是因为钙随氟大量沉积于骨骼，造成血钙下降，PTH分泌升高，骨脱钙，骨质变得松脆，过多的氟可使牙齿形成斑块、变形、变脆，易折断和脱落。

◉ 锰与骨质疏松有关系吗?

锰广泛分布在各种组织之中，以骨骼肌含量为最高。锰在小肠内吸收，是许多酶反应的辅助因子，细胞中的线粒体内锰含量较高。

锰是硫酸软骨素合成过程中糖基转移酶的辅助因子，而硫酸软骨素是维持骨基质生理结构和骨生物力学性能的重要成分之一。锰缺乏时，糖基转移酶的活性低下，影响糖基的转移，硫酸软骨素合成减少，导致骨骼生长发育障碍，锰对于骨骺软骨的发育也是必需的，骺软骨的作用在于使骨生长。另外，锰缺乏可使胰岛素分泌减少，可导致性功能低下，更加重骨代谢紊乱。

❖甲状旁腺素与骨质疏松有关系吗?

甲状旁腺素是由甲状旁腺分泌的激素,甲状旁腺是人体内的内分泌器官之一,位于甲状腺的背面,大约有"花生米"大小,呈棕黄色。甲状旁腺素也是骨骼形成、代谢不可缺少的激素之一。

甲状旁腺的功能与骨质疏松有密切关系。当甲状旁腺功能亢进时,甲状旁腺素分泌过多,在该激素的作用下,骨的吸收快于骨形成,使骨骼中的钙、磷加速释放入血液。如果机体长期处于这种状态,骨骼因丢失大量矿物质而表现为骨质疏松和骨萎缩。

❖雌激素缺乏会引起骨质疏松吗?

雌激素是由卵巢所分泌的,具有促进蛋白质合成、刺激成骨细胞的作用,还可对抗其他激素对骨的作用。

人体骨骼的生长、发育与体内性激素的水平有直接关系。雌激素可促进骨组织的形成,使血液中的钙离子向骨骼中沉积,防止因钙离子减少而产生骨质疏松。雌激素减少,可影响蛋白质的合成,使骨的基质合成不足;同时雌激素的减少使骨骼对甲状旁腺素的敏感性增加,而甲状旁腺素是使骨吸收和分解的激素,其结果是骨骼的分解过程大于合成过程,骨骼处于"负平衡"的状态,造成骨质疏松。所以,雌激素减少可造成骨质疏松。

❖雄激素缺乏会引起骨质疏松吗?

雄激素除了促进性器官的生长发育、维持第二性征和在生殖过程中起主要作用外,还对骨的生长、代谢、骨量维持起重要调节作用。在成骨细胞膜上，存在雄激素发挥作用的受体，通过受体，雄激素刺激成骨细胞的活动能力，以生成更多的新的骨质。青春期发育开始之前，骨骺尚未关闭，随着青春期雄激素水平不断上升，成骨细胞的活性大大增加，骨质的建设远大于其破坏，于是在个儿不断长高的同时，骨质的密度也不断增加；性成熟时，雄激素水平达到一生中的最高峰，骨骺在此时关闭，骨骼密度则达到一生中的顶点；以后，随着年龄的增长，雄激素水平缓慢下降，成骨细胞的活性减低，破骨细胞活性相对增加，骨质的破坏大于其建设，于是骨骼密度逐渐降低，久而久之就变得疏松易脆。

❂ 蛋白质缺乏会引起骨质疏松吗？

蛋白质是生命的物质基础，人体含有十万种以上不同结构的蛋白质，它们是一切细胞和组织的主要构成成分，并表现出复杂多样的生理功能。蛋白质缺乏可导致机体各组织、器官的功能紊乱与结构异常，其中包括骨骼。

骨骼结构分为有机质和无机质，而蛋白质是骨骼有机质的主要成分，由此形成骨骼"内支架"。若骨的有机基质不足，骨矿也无所沉积，矿化就会受阻。蛋白质缺乏可通过几条途径影响骨质：一是软骨细胞和成骨细胞合成有机基质的能力减退；二是肠道蛋白质合成减弱及吸收功能减退；三是激素缺乏，如胰岛素及胰岛素样生长因子等缺乏。通过这3个途径蛋白质直接或间接影响着骨质，因而蛋白质缺乏会导致骨质疏松的发生。

蛋白质缺乏的主要原因是膳食蛋白质供给不足。如偏食、不合理节食、用高碳水化合物膳食喂养婴儿等导致低蛋白质摄入。此外，某些疾病或某些环境引起的蛋白质吸收减少、消化不良、合成障碍及分解过度也可导致蛋白质缺乏。

❂ 甲状腺功能亢进症会引起骨质疏松吗？

甲状腺素是由甲状腺分泌的激素，主要功能是调节人体新陈代谢及生长发育等基本生理过程，甲状腺功能亢进症是由多种原因引起甲状腺激素分泌过多所致的内分泌系统疾病，甲状腺激素有促进骨吸收的作用，进而刺激了骨再塑循环，使成骨细胞增加而增加骨形成。

甲亢时甲状腺激素分泌过多，一方面，引起骨与矿物质代谢异常，骨吸收大于骨形成，同时伴有相当程度的骨丢失。骨组织计量学研究显示，甲亢时骨小梁减少，骨皮质孔隙增多，表示破骨细胞活性和成骨细胞活性都增加。血清骨钙素（BGP）增高是甲亢骨形成增加的一个敏感指标，血清骨钙素恢复正常慢于甲状腺激素，也就是说甲状腺激素恢复正常，甲亢病情缓解后，骨转换加快仍没有终止，但随着甲状腺功能恢复正常，病情稳定且得到长期控制后，骨转换也随之变慢，成骨细胞合成功能占优势，骨质疏松症亦会逐渐得到缓解。另一方面，甲亢患者进入血中的骨钙增多，有些患者可出现高血钙，使甲状旁腺受抑制而甲状旁腺素分泌降低，降钙素增高；因甲亢处于高代谢状态，磷也可从骨及软组织中释放，使血磷升高，高血磷和甲状旁腺素的降低均能够抑制肾脏的1α-羟化酶活性，使1, 25-$(OH)_2D_3$的分泌减少，同时甲状旁腺素的降低和降钙素的升高，又可抑制肾小管的重吸收而出现高尿钙。由于甲亢患者经常出现腹泻，消耗增多，1, 25-$(OH)_2D_3$分泌降低，因而肠钙吸收减少，发生负钙平衡、负磷平衡，甚则负镁平衡，长时间甲亢症状得不到缓解者，必然会导致骨矿丢失，出现骨质疏松症。

❂ 甲状腺功能减退会引起骨质疏松吗？

甲状腺功能减退症（甲减）是由于甲状腺激素分泌不足所引起的一种临床综合征。一般有呆小病、幼年甲减、成人甲减三种类型，以成人甲减较多见。

甲减时，甲状腺激素分泌减少，骨更新速度减慢，使矿化减慢，骨质稀少，骨小梁破骨细胞吸收，活性降低，皮质骨破骨细胞吸收速度亦减慢，总体代谢处于一种低水平。甲状腺激素是体内的一种重要激素，它维持钙的平衡、调节骨的更新，分泌不足时必然会导致骨矿物质代谢异常和紊乱，导致骨质疏松症。

● 糖尿病能引起骨质疏松吗?

糖尿病是由于胰岛素分泌绝对和相对不足引起的一系列全身代谢异常综合征，除有碳水化合物、脂肪、和蛋白质三大物质代谢异常外，还会出现骨矿代谢紊乱，有50％以上的糖尿病患者伴有骨质疏松症，其发生机制如下。

（1）与胰岛素不足或胰岛素敏感性下降有关

二十世纪七十年代有人研究了糖尿病人骨矿含量丢失的原因及糖与钙平衡的关系，发现与患者胰岛素分泌不足、代谢紊乱及尿钙、尿磷的排泄率增高有关系，且骨矿含量与空腹血糖、尿糖及胰岛素的需要量呈负相关。也就是说，空腹血糖越高、尿糖越多、胰岛素的需要量越大，则骨矿含量就相对的低；反之，空腹血糖越低、尿糖越少、胰岛素的需要量越少，则骨矿含量就相对的高。近年来还有人发现，未使用胰岛素治疗的糖尿病患者尿钙的排泄明显增多，且血糖水平越高，尿钙排出越多；反之，则尿钙排出也就相对的少。另外，体内胰岛素不足时，蛋白质的合成代谢弱于蛋白质的分解代谢，使骨基质的合成减少，最终也导致骨矿含量下降，发生骨质疏松症。

（2）与维生素D代谢有关

当胰岛素缺乏时，可影响肾脏$1,25(OH)_2D_3$的合成和肾小管对维生素D的重吸收，而老年常合并的糖尿病肾病导致$1,25(OH)_2D_3$合成减少，肠钙、磷吸收降低。

（3）与尿钙、尿镁、尿磷排泄增多有关

糖尿病患者血糖升高、尿糖增多，引起高渗性利尿及尿量增多，同时高尿糖降低了肾小管对钙、磷、镁的重吸收，重吸收减少则尿中钙、磷、镁的排泄就增多，过量的丢失，就会导致骨量减少，最终发生骨质疏松症。

❂ 皮质醇增多症会引起骨质疏松吗？

皮质醇增多症临床上又称为库欣综合征，是由于肾上腺皮质长期过量分泌以皮质醇为主的糖皮质激素而引起的一组症候群。临床以满月脸、向心性肥胖、高血压、皮肤菲薄、皮肤紫纹及骨质疏松等为特征。早在1932年便有人认为患有库欣综合征的病人易出现骨质疏松，并认为是由于过多的皮质醇抵抗合成代谢所致，无论是内源性的还是外源性的，均可导致患者的骨矿含量减少，引起骨质疏松症，其发生机制如下。

（1）抑制肠道钙磷的吸收

皮质醇能够造成肠钙吸收障碍，使粪钙增加，钙从粪便中大量丢失，同时也抑制机体对磷的吸收。有报道，每日服用强的松17mg，可使肠钙吸收率从正常人的67.3%下降到40.7%。

（2）增加尿钙的排泄

皮质醇可直接影响肾脏对钙的处理，降低肾小管对钙的重吸收，增加尿钙的排出，尿钙排出增多，则造成机体缺钙，导致骨量减少和骨密度减低。还有部分患者表现为24小时尿钙正常，只空腹尿钙升高。服用皮质醇类药物治疗的患者，早晨空腹尿钙的排泄可以是正常人的2倍，因皮质醇增多引起骨质疏松的患者并发肾结石的机率明显增高，其原因可能与高尿钙、高尿磷有关。

（3）皮质醇对骨的影响

皮质醇具有促进骨吸收和抑制骨形成的作用，使骨形成减少，骨吸收增加。皮质醇既可以促进蛋白质的分解，阻碍骨基质蛋白质的合成，致使蛋白质不能沉积于骨基质上，而导致骨形成障碍；同时又在很多部位影响钙和骨的代谢。

⊙ 肾脏疾病会引起骨质疏松吗?

所有能引起慢性肾功能衰竭的疾病，如慢性肾小球肾炎、慢性肾盂肾炎、肾动脉硬化、肾肿瘤、肾结核、肾结石、多囊肾、尿路梗阻、肾盂积水、肾萎缩及其他肾实质病变等，都可以引起骨质疏松症。这些疾病均可导致肾小球和肾实质的减少，出现肾小球滤过率下降、代谢性酸中毒、尿磷排出减少、血磷升高，从而发生磷潴留，同时由于肠钙吸收减少，血钙降低，甲状旁腺激素被刺激后代偿性的分泌增多，而发生继发性甲状旁腺功能亢进症。肾脏出现病变使肾脏内的1α-羟化酶减少，导致维生素D的代谢障碍，从而减少了对骨的作用，并且肠钙吸收更少，发生脱钙而出现骨质疏松症。导致肾小管病变的原因多数是由于先天性肾小管功能的缺陷，极少数为后天获得性病变，当肾小管回吸收磷障碍时，会出现尿磷增多、血磷下降、水盐电解质代谢紊乱，继则导致低血钾、低血钠或低血钙等。

（1）低血钙与高血磷

正常人在一般的饮食条件下，大约有70%的磷从肾脏排出，而慢性肾功能衰竭的病人由于肾小球滤过率下降，肾脏排出的磷也随之减少，出现磷猪留，引起血磷升高。慢性肾功能衰竭早期血磷仅表现为轻度升高，当肾小球滤过率小于25ml/分钟，进入尿毒症期时，导致磷排泄障碍更加严重而出现高血磷症；在高血磷状态下，则钙离子浓度降低，进而使甲状旁腺激素分泌增加，导致甲状旁腺机能亢进；甲状旁腺机能亢进时，又增加了骨矿盐类的释放，加重高血磷状态，二者相互影响。大量的磷潴留可减少小肠钙的吸收，使粪钙增加，加之尿毒症晚期病人由于恶心、呕吐、食欲不振及伴有尿毒症肠炎等情况，导致钙摄入减少，加重负钙平衡，会引发钙磷代谢紊乱。一般情况下，低血钙也会导致低血镁，而低血磷也会兴奋甲状旁腺使其分泌甲状旁腺激素增多，导致甲状旁腺机能亢进，最终导致磷潴留。

（2）维生素D代谢障碍

慢性肾功能衰竭时，1α-羟化酶减少，导致$1,25-(OH)_2D_3$的生成减少，进一步减少肠钙的吸收，降低血钙，减少离子钙，降低骨细胞对甲状旁腺激素的敏感性，降低骨组织的钙化，这些变化促使了骨质疏松的发生。其中活性维生素D缺乏是导致肾脏疾病引起骨质疏松症的主要原因。

（3）酸中毒

酸中毒是肾脏疾病中最容易出现的情况，而酸中毒又是导致骨质疏松症发生的原因之一。酸中毒可导致高尿钙，刺激甲状旁腺使其分泌甲状旁腺激素增多，加重骨吸收。在慢性肾功能衰竭合并骨质疏松症的病变过程中，也会出现不同程度的酸中毒，其发生的原因主要包括以下几方面：由于氢离子在体内滞留，发生酸中毒，骨组织为了自我保护而缓冲体内蓄积的酸性物质，就使骨组织吸收增加；骨组织中的磷和碳酸盐或其他负离子被交换后，从骨释放到细胞外液中，碳酸盐溶解，负离子直接参加缓冲；骨组织中的钙离子、镁离子与细胞外液中的氢离子或钠离子进行交换，由此，细胞中的氢离子、钠离子、碳酸盐和枸橼酸增多，而钙和磷离子减少，所以会加速骨组织的溶解吸收，因此，酸中毒无论是对于新骨钙化，还是对于旧骨脱钙吸收都是不利因素，会加重肾性骨质疏松的发生。

（4）继发性甲状旁腺功能亢进

慢性肾功能衰竭患者在早期就可以并发继发性甲状旁腺功能亢进症、甲状旁腺增生肥大等症，同时还可出现纤维性骨炎。肾衰越严重，甲状旁腺机能亢进的病情越重，甲状旁腺激素的升高甚至比原发性甲状旁腺机能亢进还要明显，也就是说是由甲状旁腺增生衍变为自主分泌的甲状旁腺腺瘤，其甲状旁腺激素的分泌不受血钙的影响和控制。骨组织受甲状旁腺激素分泌增多的影响促进骨吸收，使骨钙外流，血钙水平回升；高浓度的甲状旁腺激素刺激肾小管，可减少肾小管磷的重吸收率，尿磷排出增加，血磷浓度下降。继发性甲状旁腺机能亢进根据肾衰程度的不同而有不同程度的临床表现，其骨矿密度的丢失和生化紊乱的表现程度也有区别，如果病情严重甚或发展至散发性甲状旁腺机能亢进，则与原发性甲状旁腺机能亢进引起的骨病变和生化改变就难以区别；如果肾衰进一步加剧，降低了甲状旁腺激素的降解，延长了甲状旁腺激素的半衰期，此时，甲状旁腺激素被蓄积在体内，更加剧了对骨组织的吸收作用，延误治疗就可以导致畸形和骨折的发生。

✿ 胃肠疾病能引起骨质疏松吗?

胃肠疾病，如胃炎、胃溃疡、慢性肠炎等引起胃肠功能减弱，对钙、磷、镁、维生素D等消化、吸收减少，导致骨量减少而形成骨质疏松症。其发病机制如下：

（1）维生素D的吸收不良

维生素D主要存在于动物性食物中，人体在日光和紫外线照射下，皮肤可合成维生素D，无论是自然界还是人体自身合成的维生素D必须在肝、肾内转化成活性维生素D，在肠道吸收，胃肠疾病可引起维生素D的吸收不良。

（2）钙的吸收不良

钙主要从小肠吸收，食物中的钙主要以化合物的形式存在，经过消化过程变成游离钙才能被小肠吸收，肠钙吸收过程是消耗能量的，而且还依赖于维生素D的参与，在胃肠道疾病引起吸收不良时可导致维生素D缺乏，从而影响钙的吸收。

（3）磷的吸收减少

磷在钙的代谢中起重要作用，许多胃肠道疾病在引起维生素吸收不良时，磷的吸收亦减少，低磷可减少骨矿化的速率，因此磷吸收障碍也会导致骨质疏松症的发生。

（4）微量元素的影响

慢性胃肠疾病导致消化吸收障碍的同时也影响微量元素的吸收，许多微量元素如镁、锌、铜、锰等对骨骼的发育有一定的影响。

❂ 慢性肝病为何会引起骨质疏松症?

慢性肝病患者容易发生代谢性骨病，其中以骨质疏松症为主。其表现为骨代谢障碍，骨量减少，骨骼坚韧性下降，骨折危险度上升。

慢性肝病患者发生骨质疏松症的两个最危险因素是肝硬化和并发性腺功能低下，均可引起骨代谢紊乱造成骨质疏松症。

肝脏疾病使维生素D转化为活性维生素的作用减弱，导致维生素D_3生成减少。肝脏疾病导致胆汁分泌减少，减少了钙的吸收。酒精的摄入干扰了维生素D代谢，此外，肝脏疾病可以引起不同程度甲状旁腺功能亢进，也促使了骨质疏松的发生。

❂ 类风湿性关节炎会出现骨质疏松吗?

类风湿性关节炎（rheumatoid arthritis，RA）是一种累及多系统的慢性炎症性自身免疫性疾病，多见于中年女性。主要表现为对称性、慢性、进行性多关节炎，还可累及心、肺、血管、神经等结缔组织丰富部位；其主要病理变化为关节滑膜慢性炎症、增生形成绒毛状突起，侵犯关节软骨、软骨下骨、韧带和肌腱等，造成关节软骨、骨和关节囊破坏。骨关节受损主要表现为骨侵蚀以及关节周围和全身的骨质疏松，随着病程的发展导致椎体或非椎体骨折的危险增加。放射线上关节周围的骨质疏松和侵蚀损害（囊性变）是RA诊断的重要标准之一。研究发现RA患者的骨质疏松较健康对照人群增加2倍，而且与骨质疏松相关的关节炎，最突出的就是RA。

◎ 类风湿性关节炎为什么能引起骨质疏松？

类风湿性关节炎是由自身免疫引起的、侵犯全身许多组织的疾病，是以关节及其周围组织慢性炎症性病变为主要表现的常见的全身性疾病。一旦患类风湿性关节炎，骨质疏松症即可出现，其骨密度与疾病的活动度呈正相关，类风湿性关节炎患者发生骨折的危险明显升高。

类风湿性关节炎引起骨质疏松症的原因有多种，机体活动减少，骨膜炎、使用皮质激素、内分泌环境变化等是主要的危险因素。

（1）类风湿性关节炎的患者因其关节疼痛、关节功能障碍，使患者关节活动减少，周围肌肉受到的刺激减少，直接或间接引起骨质减少。

（2）关节周围的骨膜等软组织的肿胀，严重阻碍了血运，使得关节供血障碍，而使骨营养不良，出现骨质疏松症。

（3）类风湿性关节炎本身病变使患处长期疼痛，在治疗时大多数患者服用一些激素，如强的松、地塞米松等，若长期大量服用此类药物，久而久之使人体对钙吸收减少，尿中钙的排泄量增加，导致骨矿代谢障碍而发生骨质疏松症。

（4）随着风湿性关节炎病情程度加重，使得患者户外活动减少，一方面患者缺乏运动，另一方面缺乏晒太阳，也是引起骨质疏松症的原因之一。

（5）类风湿性关节炎导致全身性骨质疏松症的最关键因素是免疫因素。免疫功能异常可引起骨形成及骨吸收的失衡，继而发生骨质疏松症。

总之，类风湿性关节炎引起骨质疏松症为骨再建异常和继发性骨转换过高，是由化学介质作用引起骨代谢障碍，免疫系统异常，激素的应用等多方面原因综合促成的，使骨修复能力下降，骨吸收多于骨形成而导致骨质疏松症。

❂ 类风湿性关节炎引起骨质疏松有何特点?

有研究显示,与一般的骨质疏松症不同,RA患者相对来说脊柱骨质丢失较少,而外周关节骨丢失明显。病程长、疾病重、消瘦,而皮质激素与之并不完全相关。新的研究表明,骨矿密度减少在RA病程早期就已经出现,抗骨质疏松的治疗在疾病早期即应考虑。

RA在继发性骨质疏松症的病因中占重要地位。从临床实践来看,类风湿关节炎常伴有两种形式的骨质疏松,其一是关节周围的骨质丢失,骨密度下降,导致关节局部刺痛、麻木、功能障碍等临床表现;其二是长期大量或不正当使用类固醇激素诱发的骨质疏松,表现为全身性骨质丢失,主要集中在股骨颈、腰椎等松质骨含量丰富的部位。

❂ 骨转移瘤为何会引起骨质疏松症?

骨转移瘤是原发于其他脏器的恶性肿瘤,其引起骨质疏松的机制如下。

(1)转移瘤对骨骼的直接破坏

骨转移瘤患者常引起松质骨和皮质骨溶骨性破坏,发生骨密度减低、骨皮质变薄、骨小梁紊乱或稀疏、椎体变形等变化,由于这些骨的破坏,骨钙的大量释放入血,引起严重高钙血症。

(2)放疗、化疗的影响

恶性肿瘤出现骨转移是肿瘤扩散的表现,常需采取放疗、化疗等治疗措施,而放疗对性腺极易发生放射性损害,造成性激素分泌功能低下,甚至丧失。化疗药物对睾丸有损害作用,特别是联合化疗对睾丸损害更重。化疗对卵巢也有损害,临床表现为子宫内膜增生不良,出现闭经或绝经症状。放疗、化疗对性腺的损害使性激素分泌降低,诱发骨质疏松症。

● 多发性骨髓瘤为什么会发生骨质疏松？

多发性骨髓瘤，是异常浆细胞过度增生的一种恶性肿瘤。其特征是骨髓瘤细胞恶性增生浸润骨骼、骨髓和全身各个器官组织。临床表现为骨骼破坏，骨质疏松，腰、背、胸、肋骨疼痛，病理性骨折，贫血，高血钙等。几乎所有的多发性骨髓瘤都有不同程度的骨质疏松。在多发性骨髓瘤患者中，由于骨髓瘤细胞在骨髓腔内大量增生，侵犯骨骼和骨膜，影响骨皮质血液供应。此外骨髓瘤细胞还分泌钙移动物质，即破骨细胞活动因子，可激活破骨细胞，促使骨质吸收，引起弥漫性骨质疏松或局限性骨质破坏。

● 过量饮用咖啡为何会引起骨质疏松？

大量研究表明，咖啡摄入过量可引起骨质疏松，特别是在绝经后女性中尤为明显。过量摄入咖啡导致骨丢失的程度受钙摄入量的调节。

钙摄入量＞77mg/天，骨密度无明显改变；低于此量伴高咖啡因摄入者，骨密度降低。其机制为：咖啡因抑制磷酸二酯酶的活性，促进骨吸收作用；促进前列腺素合成，刺激骨吸收；抑制肾羟化酶活性，降低肠钙吸收，间接促进甲状旁腺素分泌增加；降低骨质对钙盐亲和力，抑制骨质对钙盐的摄取。

● 吸烟会引起骨质疏松吗？

据医学统计发现，在不吸烟的中青年女性中，因一名家人每天吸烟，其骨质疏松的患病率是家中没有吸烟者的两倍，而家人中吸烟人数在2～3名的，则其患病率是普通人的3倍。吸烟为什么会引起骨质疏松呢？其机制如下：① 烟碱直接或间接刺激破骨细胞，使其溶骨作用增强，骨吸收量增加，骨量减少。② 烟碱抑制成骨细胞增殖，使成骨作用减弱。③ 抑制卵巢、雌激素的合成，研究表明，绝经后吸烟女性雌激素水平低于绝经后非吸烟者，吸烟可导致绝经期提前。④ 促进雌激素的分解，2-羟基雌酮是雌二醇的代谢产物，同龄年轻女性中吸烟者血2-羟基雌酮含量明显增加。⑤ 吸烟可使甲状旁腺素水平降低，可能是由于吸烟使骨吸收增加，血钙增加而反馈抑制甲状旁腺素分泌的结果。⑥ 多数研究认为吸烟可降低血清睾酮水平，从而使骨量减少。

❂ 饮酒过量会引起骨质疏松吗?

长期过量饮酒可以导致骨质疏松症的发生，主要原因有以下方面：① 酒精对成骨细胞功能的直接抑制，使成骨细胞合成及分泌骨的有机基质的能力下降，骨形成作用减弱。② 直接促进破骨细胞性骨吸收作用。③ 可致性腺功能低下，使体内性激素如睾酮水平降低，从而使骨形成减弱。④ 过量饮酒可使维生素D及甲状旁腺素分泌减少，从而使骨量减少。⑤ 嗜酒会影响食欲，造成蛋白质、钙和维生素摄入减少。大量饮酒会造成肝脏中的肝细胞受到伤害，产生酒精性肝中毒，继而导致肝硬化，影响了肝脏功能的发挥。胆汁分泌及蛋白质合成相应减少，一方面使消化功能减退，蛋白质吸收不足，脂肪的代谢发生障碍，造成血液中的脂肪含量增多，微小脂肪滴可堵塞供应股骨头营养的小血管，引起股骨头缺血性坏死；另一方面使维生素D₃的生成减少，从而影响了肠道对钙、磷的吸收和利用，由于蛋白质及钙、磷的吸收减少，骨的生成受到抑制，而骨钙大量"迁移"和尿排钙量却在大幅度增加，导致骨骼严重缺钙，加上正常随年龄增长而丢失的骨质钙含量，从而使酗酒的人更易患上骨质疏松症。

❂ 运动量少为什么易患骨质疏松?

骨骼的形成及骨密度与运动有直接的关系，机械性的应力对骨成骨细胞的活性是一种重要刺激，当这种刺激减少，成骨细胞的活性就会减弱，破骨细胞的活性相对增强，从而导致骨吸收大于骨形成，引起骨质疏松症。有研究发现，经常从事体力劳动和体育运动的人，骨皮质的厚度和骨小梁的密度、数量和质量都较非体力劳动者和不经常运动者增加，而且，经常运动的人骨量峰值也较高。不经常运动、长期卧床等因素都可以使骨量减少，骨的密度降低，易发生骨质疏松症。长期卧床的病人，一周内椎体的骨量可减少1%，数月内可减少10%～20%。而且，缺少户外活动者，接受阳光照射较少，使体内维生素D的合成减少，维生素D绝对或相对不足而影响体内的钙、磷代谢，这也是容易发生骨质疏松症的一个原因。

◎ 糖皮质激素会引起骨质疏松吗？

糖皮质激素的种类很多，如强的松、地塞米松、氢化可的松等，主要具有抗炎、抗过敏、抑制变态反应等作用，因此被广泛的应用。在使用这类药物时，大都需要长期及超剂量的应用，因此，会引起骨质疏松，其产生机制如下。

糖皮质激素对骨骼产生的作用是双方面的，一方面具有降低睾丸、卵巢和肾上腺的性激素合成与分泌的作用，同时减少肠钙的吸收，增加肾脏对钙的排泄，可导致继发性甲状旁腺功能亢进症；另一方面可直接抑制成骨细胞的功能，使成骨细胞的更新及转换受到抑制，寿命缩短，又可直接刺激破骨细胞的活性，使骨组织对甲状旁腺激素及$1,25-(OH)_2D_3$的敏感性增强，总体上是增强破骨作用，减弱成骨作用。同时肠钙吸收减少，尿钙排出增加，导致负钙平衡，使骨矿物质丢失逐渐增多，最终出现骨质疏松。

◎ 抗癫痫药为何会引起骨质疏松？

（1）抗癫痫药物直接影响肠道、骨组织对钙的吸收

大量的动物实验已经证实，苯巴比妥、苯妥英钠等抗癫痫药物，对于

维生素D和1, 25-（OH）$_2$D$_3$促进小肠对钙的主动吸收作用可减少30%～70%，这种抑制作用具有选择性，而且随着药量浓度的升高而加强，苯妥英钠还具有直接对抗甲状旁腺激素及1, 25-（OH）$_2$D$_3$，促进骨组织对钙吸收的作用。

（2）抗癫痫药物对肝酶的诱导影响维生素D的生物转化

维生素D本身是没有活性的，经过肝脏线粒体中的混合氧化酶催化后，才能转变为具有生物活性的25-（OH）D$_3$，再通过肾脏羟化酶的作用，最后才能转变为具有高度生物活性的1, 25-（OH）$_2$D$_3$。肝酶能够进一步激活这些物质，并经肝脏和胆道排泄。抗癫痫药物可使维生素D在肝脏内迅速代谢成为没有活性的产物，减少25-（OH）D$_3$的生成，最终减少肠钙的吸收，降低骨矿含量和骨密度。

❂ 抗结核药为何会引起骨质疏松？

结核病患者一般服药时间较长，而抗结核药，如异烟肼、利福平、乙胺丁醇等是治疗结核病的主要药物，其最大的副作用是可造成肝脏损害，引起肝细胞坏死、肝功能不全，使肝脏酶活性降低或缺乏，体内活性维生素D的转化和代谢发生障碍，从而影响肠道对血钙和血磷的吸收，使骨形成与骨吸收的动态平衡受到破坏，骨吸收相对大于骨形成而致骨质疏松症。

❂ 女性为什么在绝经后易患骨质疏松症？

绝经后骨质疏松症指主要由绝经引起的骨质疏松症。它与卵巢合成激素的功能降低有关，其特征是全身性的骨量减少及骨组织微结构改变，以致骨脆性增高，易于骨折。与老年性骨质疏松症不同的是松质骨变化显著。绝经后骨质疏松症发病原因很多，与遗传、饮食、生活方式、运动、心理均有关，但绝经后雌激素降低则是发病的主要原因。

（1）雌激素与成骨细胞及破骨细胞上的受体结合，直接抑制破骨细胞的活性，调节成骨细胞的功能，一旦雌激素缺乏，这些作用减弱使骨吸收增强而发生骨质疏松。

（2）雌激素缺乏时，骨骼对甲状旁腺激素的敏感性增加，加速骨吸收。

（3）雌激素缺乏时，肾上腺皮质激素的影响相对增强，骨形成进一步延迟，并使肠钙吸收减少，粪钙排出增加，肾吸收钙减少，尿钙排出增加。

（4）雌激素缺乏时，降钙素合成减少。降钙素通过破骨细胞上的降钙素受体抑制破骨细胞活性，从而减少骨吸收，同时也直接作用于成骨细胞，促进骨形成，因此，雌激素缺乏会导致骨质疏松。

✿ 老年人为何易患骨质疏松症?

老年人发生骨质疏松的原因主要有以下几个方面。

（1）性激素分泌减少

老年人性激素分泌减少是导致骨质疏松症的重要原因之一。绝经后雌激素水平下降，致使骨吸收增加。同样，雄激素对骨代谢的调节也是有重要作用的，雄激素具有促进蛋白质合成的作用。对骨基质的合成有促进作用。

（2）钙调节激素分泌失调

人体的三种钙调节激素，随着年龄的增长，其分泌失调，致使骨代谢紊乱。正常情况下，降钙素可降低骨转换，抑制骨吸收，促进骨形成；甲状旁腺激素促使骨代谢活跃，促进骨吸收；维生素D促进钙的吸收与利用。

（3）肾功能减退

老年人肾功能显著下降，1α-羟化酶减少，导致$1, 25-(OH)_2D_3$的生成减少，造成肠钙吸收减少和血钙降低，刺激甲状旁腺素分泌增加，同时因肾功能减退，肌酐清除率降低，血磷升高，继发甲状旁腺素上升，致使骨吸收增加，骨钙下降。

（4）消化吸收功能减退

老年人由于牙齿脱落及消化功能降低，胃纳差，进食少，多有营养缺乏，致使蛋白质、钙、磷、维生素及微量元素摄入不足，从而引起骨质疏松症。

（5）户外活动的减少

随着年龄的增长，老年人户外活动的减少，也是易患骨质疏松症的重要原因。老年人行动不便，户外体育活动减少，日晒不足，维生素D普遍缺乏，尤其是素食者和冬季在北方地区的老年人。维生素D的减少可以使肠道钙磷的吸收下降，使骨形成及骨矿化降低。

（6）降钙素分泌减少

随着年龄增加，甲状腺C细胞功能减退，使降钙素分泌减少，从而引起骨吸收和骨脆性增加及骨量减少而致骨质疏松症。

❀ 长期卧床的人易患骨质疏松症吗？

患者长期卧床会造成骨矿物质丢失，引起骨质疏松症，卧床时间越长，肢体运动功能越差，引起骨质疏松症的程度就越重。其发病原因有以下几方面。① 运动量减少，运动可直接刺激骨骼，肌肉收缩可间接刺激骨骼从而促进骨形成。长期卧床使双下肢、躯干骨处于完全不负重状态，四肢及躯干运动量明显下降，肌肉收缩量减少，对骨的刺激减少，使骨骼处于无负荷、无应力状态，骨量就会减少，继而发生骨质疏松症。② 长期卧床患者机体抵抗力下降，易发生感染。如肺炎或受压侧产生褥疮等可影响机体的营养代谢，从而发生骨营养不足。③ 营养不良，长期卧床患者全身内分泌代谢异常，肠蠕动减慢，胃肠功能低下，激素水平异常，骨形成不良。④ 心理因素，内于长期卧床，患者思想消极，情绪低落，导致内分泌功能失调，从而使骨的形成不足而发生骨质疏松症。

◎ 妊娠期女性为什么会患骨质疏松症？

妊娠妇女会发生不同程度的骨量丢失，严重者可出现骨质疏松症。其发生机理如下。

（1）胎儿局部压迫导致神经血管营养障碍。妊娠晚期胎儿头入骨盆后，压迫闭孔神经，使闭孔神经营养区骨营养障碍，如髋骨等出现骨质疏松。

（2）内分泌功能紊乱。妊娠期肾上腺皮质激素分泌增加，影响小肠黏膜对活性维生素D_3的反应，妨碍钙的吸收与利用，导致骨矿物质不足发生骨质疏松。

（3）钙、磷等营养素缺乏。摄入不足、吸收不良或消耗过多均可造成体内钙缺乏，从而导致骨质疏松的发生。

（4）妊娠期妇女由于妊娠反应，营养摄入不足，加之妊娠期为了胎儿在母体生长需要，对营养物质需求增加而引起骨营养素不足。

（5）妊娠期妇女尤其是初孕妇女由于情绪紧张，导致机体代谢、内分泌功能紊乱，而引起骨代谢异常。

◎ 哺乳期女性为什么会患骨质疏松症？

哺乳期女性出现骨质疏松症的原因有以下几方面。

（1）妊娠期由于胎儿在母体内的生长需要，调动了母体钙来完成骨骼代谢，使母体的骨钙减少，若产后未得到及时的补充，将会在哺乳期发生骨质疏松症。

（2）由于哺乳期妇女偏食以及哺乳婴儿的需要，导致骨营养素缺乏，如缺乏维生素D、钙、磷等，使骨量减少，发生骨质疏松症。

（3）分娩时大失血导致骨血运、神经营养障碍而致骨形成不足。

（4）哺乳期妇女生活负担较产前加重，心理负担增加，造成全身代谢平衡失调，骨代谢难免失调。同时哺乳妇女户外运动减少，导致骨刺激减少，骨量丢失，从而引起骨吸收、骨形成障碍，而致骨质疏松症。

❂ 肩周炎患者为什么会发生肩部骨质疏松?

肩周炎是由多种原因引起肩关节周围组织慢性无菌性炎症，以肩部疼痛、肩关节功能受限为特征的一种疾病。

肩周炎会导致肩部骨质疏松，其原因为:

（1）活动功能受限

由于肩关节周围软组织广泛粘连，使肩关节活动障碍，肌肉收缩减少，从而影响骨形成，出现骨量减少而发生肩部骨质疏松。因肩关节疼痛影响全身运动，故其又是全身骨质疏松症的危险因素。

（2）局部血运障碍

肩关节周围软组织粘连导致局部血运障碍，从而引起骨营养障碍而发生骨质疏松。

（3）内分泌功能紊乱

肩周炎发病年龄多在50岁左右，而这一年龄阶段的女性，内分泌功能紊乱，性腺功能低下，激素分泌失调，因而比男性更易发生骨代谢障碍而引起全身性骨质疏松。

（4）情绪紧张影响全身代谢

肩部周围的疼痛、功能受限，使病人在生活上有诸多不便，易造成病人情绪不稳定，或情绪紧张，影响全身代谢，继而发生骨代谢障碍而发生骨质疏松。

❂ 偏瘫患者为什么会发生骨质疏松?

偏瘫是脑血管疾病引起的一侧肢体瘫痪，出现一侧肢体肌力下降、肌肉萎缩、感觉异常等，其发生骨质疏松症的原因如下: ① 活动量减少。骨骼的生长、发育、代谢和骨量的多少与运动有密切的关系，由于偏瘫患者一侧肢体肌肉无力，肢体运动受到很大限制，肌肉收缩对骨的刺激应力消失，从而使骨形成不足，发生骨质疏松。② 瘫痪侧由于肌肉萎缩，运动丧失，卧床后瘫痪侧受压，血供障碍，加之肌营养障碍或动脉硬化等影响血运，导致骨血运障碍，骨营养不足，出现骨质疏松。③ 由于偏瘫的发生使机体运动丧失，这突然的变化使病人心理上受到强大的刺激，一时难以接受，造成悲观、抑郁，影响内分泌代谢，使骨量丢失，而发生骨质疏松。

○ 青少年会发生骨质疏松吗？

青少年也会出现骨质疏松，但其发生率比老年人低的多，而且有其自身的特点。造成青少年骨质疏松有一些特殊的原因，主要在以下情况下青少年可出现骨质疏松症。

（1）软骨病

软骨病是指发生在骨骺生长板已经闭合的成人骨化障碍。该病见于成年人，与体内钙、磷代谢障碍及维生素D不足等因素有关。

（2）肾病

如肾功能衰竭、肾移植术后等原因造成钙、磷从体内丢失过多，导致骨质疏松。

（3）消化系统疾病

如肝硬变、慢性胰功能不全、胆囊疾病、胃肠部分切除术等导致钙、磷吸收障碍及维生素D缺乏。

（4）遗传性疾病

如假性维生素D缺乏、抗维生素D等造成佝偻病的骨骼代谢异常。

（5）药物

服用某些药物导致骨质疏松。如长期服用皮质类固醇激素引起骨质疏松症，抗癫痫药引起的骨质疏松症等，这些药物可干扰维生素D的代谢过程，不利于骨骼的形成。

❂ 减肥会引起骨质疏松吗?

通常人体中的钙质大约是1kg，其中骨和牙齿中含有99%约990g，血液中含有10g左右钙质。如果血液中每日减少500mg以下，其减少部分从骨中给予补充。可是如果超过了这个范围，血液中的钙质就会逐渐减少。

如果进行节食瘦身、规定饮食等，使摄入的钙不足，必须从骨向血液中释放大量的钙质，导致一时性的血液钙浓度上升。体内的总骨盐量越来越少，血液中的钙质浓度却显示高的数值，这种表面的现象，称为钙质自相矛盾的紊乱。如果不终止节食瘦身，血液中的钙浓度始终处于不稳定状态，骨中的钙向血液中释放也不能停止，这样体内的钙质总量变低是必然的。如果这样的状态继续下去，就会出现骨质疏松。

❂ 人造关节术后为什么会引起骨质疏松症?

人造关节术后都会不同程度出现假体周围骨丢失和骨溶解现象。假体周围骨丢失虽然是一种非全面的骨量丢失，但它是一种局限性的骨质疏松表现。假体周围骨密度测量可以反映假体周围骨丢失的程度，了解假体是否发生松动。同时，在确定假体周围骨丢失时，应考虑全身的骨量变化情况。引起人造关节后假体松动的原因包括：生物力学因素、生物学因素、生理学因素等。

❂ 骨质疏松症会遗传吗?

骨质疏松症是一种老年性常见病，但种族、生活方式、饮食习惯、体育锻炼、烟酒等均影响骨矿密度，而遗传是其中的不可忽视的因素之一。

有研究表明，骨质疏松症患者健康亲属的骨量均值比无骨质疏松家族史的人低；决定骨矿密度的因素中，遗传超过70%。在亚洲地区，对日本妇女的研究表明，b基因与高的骨矿密度相关，而且在骨质疏松病人中b基因型比例高。

胶原是骨有机质的重要成分，由许多平行的、直径均匀的胶原纤丝组成。纤丝有纵横交叉的分支，与邻近纤丝相连交织。胶原纤丝是由许多原胶原分子构成。应用PCR技术对荷兰绝经后妇女进行研究，发现在腰椎及股骨颈处，SS基因型的骨矿密度最高，ss基因型的骨矿密度最低，Ss的骨矿密度介于二者之间。不同基因型病人随年龄增加骨矿密度降低速度不同，有显著差异。

绝经和年龄增长是妇女骨质丢失的两个重要因素。骨组织通过破骨与成骨的偶联活动而自我更新和重建。破骨细胞吸收旧骨，然后成骨细胞形成新骨，完成一次又一次骨转换。如果新骨不能填满旧骨被吸收后留下的空隙，则骨代谢出现负平衡，骨量减少。成骨细胞及破骨细胞上均存在雌激素受体，雌激素不足，与骨转换增加及骨质丢失加速有关，而后者正是引起骨质疏松的原因。

转移生长因子 β 在骨骼中浓度很高，被认为是成骨细胞与破骨细胞之间相互偶联的因子。有研究表明，这种基因变异者，骨密度也会显著降低。

一些遗传性的代谢疾病，如骨形成不全症、高胱氨酸尿症等，可以先天性地引起骨量减少，从而发生骨质疏松症。

分类与临床表现篇

◎ 骨质疏松症分类

骨质疏松在临床上一般分为三大类：一类为原发性骨质疏松症，它是随着年龄的增长而发生的一种生理性退行性病变。第二类为继发性骨质疏松症，它是由其他疾病或药物等所诱发的骨质疏松症。第三类为特发性骨质疏松症，多见于8～14岁的青少年或成人，大多有遗传家庭史，女性多于男性。妇女妊娠及哺乳期所发生的骨质疏松也列入特发性骨质疏松。

1. 第1类：原发性骨质疏松症

（1）Ⅰ型：绝经后骨质疏松症。

（2）Ⅱ型：老年性骨质疏松症。

2. 第2类：继发性骨质疏松症

（1）内分泌疾病：① 肾上腺皮质疾病：如皮质醇增多症、阿狄森病。② 性腺疾病，如非正常绝经骨质疏松症、性功能减退症。③ 垂体疾病：如肢端肥大症、垂体功能减退。④ 胰腺疾病：如糖尿病。⑤ 甲状腺疾病：如甲状腺机能亢进、甲状腺机能减退。⑥ 甲状旁腺疾病：如甲状旁腺功能亢进。

（2）骨髓疾病：如骨髓瘤、白血病、淋巴瘤、转移瘤、血友病等。

（3）药物所致：包括类固醇类药物、肝素、抗惊厥药、免疫抑制剂等。

（4）营养不良所致：如维生素C（坏血病）、维生素D、钙、蛋白质等缺乏。

（5）慢性疾病：见于慢性肾病、肝功能不全，胃肠吸收障碍、慢性关节病等。

（6）先天性疾病：如骨形成不全症、马凡综合征等。

（7）失用性疾病：见于长期卧床、肢体瘫痪、宇宙飞行、失重及骨折后。

3. 第3类：特发性骨质疏松症

主要见于：① 青少年骨质疏松症。② 青壮年、成人骨质疏松症。③

妇女妊娠、哺乳期骨质疏松症。

◎ 骨质疏松症早期有何症状吗？

在早期，即骨量减少期（腰椎骨量丢失＜24%），骨质疏松症并无临床症状和体征，患者也无任何不适感，因此，有人称之为"静悄悄的疾病"。因为骨量在数年内静悄悄地、慢慢地流失，到一定程度后才会引起身体的不适。即便有些病人出现腰背部疼痛症状，经X线检查，未发现明显异常，临床医师往往也未考虑到系由骨质疏松引起，而认为属"腰肌劳损"、"骨质增生"、"腰椎退行性变"等。直到X线片上出现椎体压缩性骨折，病人感到腰背痛加剧而又没有明显外伤史或仅有轻微外伤病史时，临床医师才意识到骨质疏松症的存在。此时骨质疏松已到比较严重的程度。因此，人们应提高警惕，定期检查，尽早发现。

◎ 骨质疏松症为什么会出现疼痛？

疼痛是骨质疏松症最常见、最主要症状。其主要原因有三点：① 骨转换过快，骨吸收增加导致骨小梁的吸收，断裂，骨皮质变薄，穿孔，从而引起全身疼痛；在应力作用下，出现骨强度明显下降导致椎体楔形变或鱼尾样变形而引起疼痛；③ 由于骨骼变形，导致附着在骨骼上的肌肉张力出现变化。肌肉易于疲劳，出现痉挛，从而产生肌膜性疼痛。

◎ 骨质疏松症会出现哪些部位的疼痛？

骨质疏松症患者可出现腰背部疼痛、肋部疼痛、髂部疼痛、颈部疼痛、髋关节疼痛及足跟、足底疼痛等。其中最常见的部位是腰背部疼痛。足跟和足底的疼痛也可能是骨质疏松症的自发症状，因为有些老年人就是因为明显的足跟痛就诊而发现患骨质疏松症的。

◎ 为什么骨质疏松症腰背痛最常见?

据有关统计资料表明,骨质疏松症病人中67%为局限性腰背疼痛,这是因为骨质疏松好发于松质骨较丰富的部位,而皮质骨与松质骨的骨质丢失不同。松质骨的骨转换速度比皮质骨快许多倍,松质骨丢失的起始时间较皮质骨早,而且,在疾病的发生过程中,松质骨的骨量丢失也更明显,脊椎的椎体主要由松质骨组成,因此骨质疏松一般都从椎体开始。再者,椎骨是身体的重要承重部分,当椎体发生骨质疏松时,骨吸收增加,骨小梁变细、断裂、消失,骨膜下皮质骨的破坏等,均会引起骨小梁变细,单位承受力增加,使脊柱椎体出现细微的骨折。这种细微局限的骨折就可以导致腰背疼痛。此外,根据负重能力调查表明,骨质疏松症病人的负重能力仅为正常健康者的1/3,因此,骨质疏松症病人躯干活动时,为了保持脊柱正常的力学平衡,腰背部肌肉就要进行超常的活动,从而使腰背肌肉经常处于紧张状态,逐渐导致肌肉疲劳、肌痉挛,从而产生肌肉处肌筋膜性腰背疼痛。

◎ 骨质疏松症疼痛有何特点?

骨质疏松症引起的疼痛的性质一般为钝痛,初始疼痛程度较轻,持续时间较短,往往在由安静状态到开始活动时发生疼痛,休息后疼痛可以减轻。随着疾病的进展,疼痛逐渐加重,并转为持续性。突然发生的较剧烈的腰背痛常是由于椎体发生了压缩性骨折,可伴有姿势异常,骨折部位常有压痛和叩击痛,运动时疼痛加重,安静时疼痛减轻。由于疼痛和不适感常迫使老年人减少活动,甚至卧床休息,而活动减少又促使骨质疏松加剧。

❂ 骨质疏松的程度与疼痛程度会一致吗?

骨质疏松症患者会出现全身疼痛不适,但是疼痛的程度与骨质疏松的程度不一定是平行的。也就是说,有的人虽然从X线片上看骨质疏松比较严重,但疼痛并不剧烈;而有的人骨质疏松并不十分严重,但疼痛确很明显。

为什么骨质疏松的程度与临床表现不一致呢?这是因为疼痛与患者的年龄、性别、身体状况、劳动或活动强度、有无其他疾病、营养状况等诸多因素有关系。例如身体素质比较好,肌肉发达者疼痛的程度就可能轻些;而年老体弱、肌肉无力者疼痛可能较严重。长期从事重体力劳动者疼痛也会比较重,而脑力劳动者或活动强度低者疼痛轻些。总之,骨质疏松的症状有比较明显的个体差异,要具体情况具体分析。

❂ 骨质疏松症患者会出现驼背、身高降低吗?

椎体平均高度约2厘米,骨质疏松时椎体内骨小梁破坏,数量减少,强度变弱。易于导致椎体变形。椎体压缩,但椎体后结构如棘突、椎板、椎弓根并未压缩,从而造成整个脊椎前屈和后突驼背畸形,驼背越重,腰背痛的症状也越明显。由于受力的原因,有些患者还伴有侧凸畸形。

由于驼背,病人在测量身高时,因身体不能站直,身高相对降低。人的身高与脊柱的长短有直接关系。脊柱是由一个个椎骨连接而成的,在每2个相邻椎骨之间都有一个椎间盘。在人的年龄超过30岁以后,椎间盘开始老化,所含的水分也逐渐减少,特别是老年人,椎间盘几乎完全脱水。脱水使椎间盘体积缩小,厚度变薄,加之椎体压缩,整个脊柱的长度就会变短,人的身高也相应降低。在严重骨质疏松时,整个脊柱可缩短约10~15cm。因此,骨质疏松者身高的降低是椎体和椎间盘共同发生变化的结果。

驼背出现的早晚和严重程度因人而异,与年龄、性别、职业、营养状况等因素有关。一般来说，女性出现驼背现象早于男性，这是因为女性骨质疏松发生较早、较快而且严重。有研究表明，妇女在60岁以后，男性在65岁以后逐渐出现身高降低。女性到65岁时平均降低4cm，75岁时平均降低9cm。营养状况较好，平时能及时补充身体所需的蛋白质和矿物质者，驼背的程度较轻。

❂ 骨质疏松症患者为什么会出现骨折？

骨质疏松症患者骨骼脆而弱，因而受轻微的外力作用就易发生骨折。骨质疏松症骨折发生的特点：在扭转身体、持物、开窗等室内日常活动中，即使没有较大的外力作用也可发生骨折。

❂ 骨质疏松症患者骨折好发于哪些部位？

骨质疏松症患者骨折好发部位为胸腰椎椎体、桡骨远端、股骨上端、踝关节等。其中，椎体骨折多发生在第8至第12胸椎处和第1至第4腰椎处，最常见于负重较大的部位，如第10至第12胸椎处和第1至第2腰椎处，颈椎骨折几乎没有。由于骨质疏松症引起的脊柱压缩骨折，其部位仅限于椎体，不影响椎弓，故导致脊髓损伤的情况罕见。

❂ 骨质疏松症患者有哪些临床体征？

骨质疏松症患者最常见的体征是脊柱弯曲变形，即大家常说的驼背。这些患者由于经常腰背疼痛，负重能力降低，双下肢乏力，因此身体多处于前倾状态，以减轻脊柱的负重。骨质疏松症患者还常常有椎体的压痛，多见于胸段、腰段椎体、髋关节外侧及胸廓，压痛部位常伴有叩击痛。如果骨质疏松症性骨折愈合欠佳，骨折两端骨骼对位、对线不良，有可能发生肢体弯曲畸形。骨痛、骨骼畸形、体位异常及肢体乏力还可以导致患者体态及步态异常，活动协调能力差。

◎ 骨质疏松性骨折有何特点？

骨质疏松性骨折有以下特点：

（1）发病年龄大

骨质疏松症与年龄呈正相关。随着年龄的增大，骨质疏松症不断加重，骨折的发生率也随之增加，有的可多次反复发生骨折。一般女性多发生在45岁以上，男性70岁以上较为多见，而一般的外伤性骨折可发生在任何年龄段。

（2）较小外力即容易骨折

导致骨质疏松性骨折的外力一般较小，行走时摔倒、扭伤，甚至弯腰拾物等都可发生骨折，而没有骨质疏松的骨折所受的外力都较大，如车祸、砸伤、摔伤等。

（3）性别差异

不论男女，都会发生骨质疏松症。女性45岁以后可能出现骨质疏松症，骨质疏松性骨折的可能性增大，而男性一般比女性晚10年才出现骨质疏松症，故男性的骨折发病时间要比女性晚，但女性患病的概率高于男性，其原因为女性骨质远少于男性，加上更年期后由于雌激素分泌停止，导致骨质流失的速度加快。

（4）骨质疏松性骨折好发于一定部位

骨质疏松性骨折常发生于脊柱（椎体压缩性骨折）和髋关节（如股骨颈骨折、股骨粗隆间骨折等），因为这些部位都是机体负重的主要地方，承受的压力较大，骨皮质相对薄弱，而外伤引起的骨折则与外伤发生的部位有关，身体各部位骨骼受外伤都可能发生骨折。

（5）骨质疏松性骨折愈合慢、并发症多、致残率及死亡率高

由于骨质疏松性骨折都发生在中老年人，中老年人的机体各种细胞、组织、器官结构与功能随着年龄的增长而渐趋衰老，骨折愈合的时间就相

对延长。骨折愈合除受上述因素影响外，又可受中老年人的营养水平以及雌激素水平低下、活动量减少的影响，骨折的愈合就比较缓慢。骨折后要较长时间卧床，特别是髋部骨折，造成钙质流失，除影响骨折愈合外，易并发肺部感染、泌尿系感染、褥疮等，严重者可导致病人死亡。

❂ 骨质疏松症患者会出现胸闷、气短吗?

骨质疏松可导致椎体受压缩短变形，椎体前缘的受压变形更为严重，以致脊柱往前倾，背屈加深，胸廓出现凹陷变形，从而影响胸腔脏器的功能。临床常见胸闷、气短、呼吸困难及紫绀等。有时肺活量与最大换气量均减少。

❂ 糖皮质激素引起骨质疏松有何临床特点?

早期临床上可没有任何症状，随着服药时间的延长，骨质疏松的程度随之加重，当骨质疏松达到一定程度时，患者会出现自发性疼痛、局部压痛或放射性疼痛。腰背部的疼痛可表现为慢性轻度疼痛和急性剧烈疼痛两种，慢性轻度疼痛主要是由于骨萎缩导致神经或神经根受压所引起的；而急性剧烈疼痛常常是由于患者用力过度或摔倒所致，此时病人常处于被迫的侧卧位。部分病人还会出现自发性骨折，常见于胸腰段脊柱的压缩性骨折，与脊柱长期负重有关。还有一些病人会出现脊柱后突畸形、叩击痛以及脊柱周围肌肉的压痛，这种情况将脊柱固定2～3周后便可缓解症状，但骨萎缩如果长期得不到纠正就可导致身高降低。还有一部分患者会出现肋骨骨折和股骨颈骨折。接受长期并且超量糖皮质激素治疗的患者，由于糖皮质激素可引起血凝亢进、脂质代谢异常和骨内的脂肪细胞增大，使骨内压升高导致血管受压迫引起血流障碍，因此还会发生骨的缺血性坏死，常发生于双侧股骨头，膝关节及肩关节也偶有发生。小儿应用糖皮质激素，会使骨的形成收到抑制，并对抗了生长激素的作用，因此可延迟儿童骨骼的生长及发育。

除了骨质疏松外，还可同时伴有满月脸、水牛背、多毛、高血压、皮肤紫纹、向心性肥胖等症。

❂ 抗癫痫药物引起骨质疏松有何临床特点？

患者因病情需要长期或联合应用多种抗癫痫药物，而长期服用此类药物，会出现骨痛，严重时会发生骨的畸形或减慢生长发育，骨折反复发生，同时可出现手足抽搐、肌肉无力等症状。

❂ 甲亢引起骨质疏松症有何临床特点？

甲亢性骨质疏松可出现全身或局部酸痛、四肢僵硬，尤其在晨起或久坐起立时痛，严重者夜间有自发性痛，病人甲亢症状较一般甲亢更明显，少数可有骨骼畸形和病理性骨折，包括脊柱压缩性骨折、桡骨远端骨折、股骨上端骨折、胸廓运动受限、驼背等表现。

❂ 甲状腺功能低下并发骨质疏松症有何临床表现？

甲状腺功能低下时甲状腺素分泌减少而引起基础代谢降低，耗氧减少，产生热量减少从而引发多种症状。多以中老年女性多见。

（1）甲状腺功能低下表现

甲状腺功能低下时各系统均可受累，一般有体温降低，声音嘶哑，面容浮肿，怕冷，无汗，精神呆滞，迟钝少语，动作迟缓，厚唇，皮肤苍黄，粗厚脱屑，缺乏弹性，非指凹性水肿，指甲脆而易裂，毛发稀疏，男性常无胡须，智力、记忆力、计算力、理解力均减退，听力弱，嗜睡，心动过缓，心界扩大，心包积液，腹胀满，食少，便秘，消化功能减退，女性月经过多，男性阳痿等症状。

（2）骨质疏松症的表现

腰背酸痛，骨痛，下肢痛，无力，肌肉酸痛，肌张力弱，松弛，关节积液，僵硬，尤以晨起和冬季为重，骨质疏松症明显时症状加重，骨痛加剧，少活动，受凉后可卧床不起。幼年甲状腺功能低下者，生长发育均差，身材短小，可伴有骨畸形与骨折。

☺甲旁亢性骨质疏松症有何临床表现？

甲旁亢早期往往无症状或呈非特异性症状，如乏力、头痛、纳差、四肢关节酸痛，晚期则有典型的临床表现：① 代谢性骨病；② 肾钙化，肾结石；③ 高钙血症所致的消化系统和神经系统病变。与甲旁亢病人有关的骨关节病变的临床症状和体征有以下几方面。

（1）骨质疏松

全身弥漫性骨痛，尤其位于背部、脊柱、髋部、肋骨或四肢，活动后加剧，局部有压痛，行走困难。病久渐现骨骼畸形，病理骨折，身高变矮，行动困难，卧床不起。近年来，由于血钙和PTH检测的普及，发现许多无症状或轻度甲旁亢病人，这些病人往往X线片上尚未出现纤维囊性骨炎等甲旁亢特征性骨病表现，而普遍性骨质疏松、脱钙成了主要表现，有人认为骨质疏松是纤维囊性骨炎的基础和前期病变，其发生率远较纤维囊性骨炎普遍。

临床上查甲状旁腺功能和血钙以除外甲旁亢。

（2）纤维囊性骨炎

临床症状类似骨质疏松表现。但受累部位略有差异，最常见为指骨、锁骨远端、颅骨，严重病例累及上下肢长骨、髋骨和肋骨。表现为受累部位自发性疼痛、压痛和病理性骨折，部分病人局部骨质隆起或膨出，长骨、肋骨或上、下颌骨出现棕色瘤，使体型和面部明显畸形。一旦出现严重的纤维囊性骨炎，骨X线或骨活检均可直接确立甲旁亢的诊断。X线检查中最重要的是：中节指骨的桡侧骨膜下皮质吸收、颅骨斑点状脱钙和局灶性囊性病变、牙槽骨硬板吸收等。骨活检显示：骨小梁数目减少，骨陷窝表面的多核破骨细胞数增加，骨细胞成分或骨髓成分明显被纤维和血管组织所替代。尽管纤维囊性骨炎严重，伴骨痛和病理骨折，但经甲状旁腺病变手术治疗，病变骨可重新矿化，骨病逐渐恢复，完全恢复约需1年。

（3）软骨钙质沉着症

甲旁亢病人血钙升高可导致软组织钙化和钙化性肌腱炎。40%的甲旁亢病人可出现"软骨钙质沉着症"，系焦磷酸钙沉积于软骨引起的关节病变，多见于膝关节和腕关节，出现类似急性痛风样关节炎的发作，表现为单一关节的疼痛、红肿和关节积液，部分病人易被误诊为痛风。PTH过多对胶原蛋白的直接作用引起韧带松弛和关节稳定性下降，也参与关节炎的发病。此型关节炎不同于其他关节炎：没有滑膜增生，关节面完整，但有囊周钙化和反应性新骨形成。

（4）神经肌肉病变

近端肌肉无力、疲乏是甲旁亢最常见肌病表现，好发于下肢，呈对称性发作，有时表现为肌肉痉挛性疼痛和感觉异常，上楼梯或蹲立困难，病情发展时上肢受累。体格检查可见反射亢进、舌阵挛和步态异常等，活检显示脱神经支配所致Ⅱ型肌纤维萎缩，一般呈非炎性病变。

◎ 糖尿病并发骨质疏松症有哪些临床表现?

糖尿病性骨质疏松症病因繁多，一般20岁左右年轻糖尿病患者发病率增高，再者40～50岁以后糖尿病引起的骨质疏松发病率逐渐升高，呈双峰性表现，女性发病率高于男性，其临床表现有：

（1）糖尿病表现

可出现多饮、多食、多尿、消瘦等，如果发生酮症酸中毒，可有食欲减退、恶心、呕吐、面部皮肤潮红、脉细数、血压低、如皮肤干燥、缺少弹性、眼球及两颊下陷、呼吸深大有酮臭味等症状。

（2）全身骨骼疼痛

骨痛多发生在持重的部位，如脊柱、骨盆等，疼痛的性质为慢性持续性钝痛。

（3）身高缩短、"驼背"畸形

由于骨骼的骨量丢失，脊椎的椎体抗压能力下降，椎体被压缩，出现身高缩短，椎体前缘压缩，脊柱后凸，出现驼背畸形。

（4）骨折

骨折是骨质疏松症的常见并发症，常见骨折部位是胸腰椎压缩性骨折、桡骨远端骨折、股骨上端骨折。

◎ 类风湿性关节炎并发骨质疏松症有哪些临床表现？

类风湿关节炎（RA）可发生于任何年龄，高发年龄为40～60岁，女性好发，其发病率为男性的2～3倍，可有以下临床表现。

（1）晨僵

早晨起床时关节活动不灵活的主观感觉，它是关节炎症的一种非特异表现，其持续时间与炎症的严重程度成正比。

（2）关节受累的表现

① 多关节受累：呈对称性多关节炎。易受累的关节有手、足、腕、踝及颞颌关节等，其他还可有肘、肩、颈椎、髋、膝关节等。② 关节畸形：手的畸形有梭形肿胀、尺侧偏斜、天鹅颈样畸形、钮孔花样畸形等。足的畸形有跖骨头向下半脱位引起的仰趾畸形、外翻畸形、跖趾关节半脱位、弯曲呈锤状趾及足外翻畸形。③ 其他：可有正中神经、胫后神经受压引起的腕管、跗管综合征，膝关节腔积液挤入关节后侧形成腘窝囊肿，颈椎受累（第2、3颈椎多见）可有颈部疼痛、颈部无力及难以保持其正常位置，寰枢关节半脱位，可有脊髓受压及椎基底动脉供血不足的表现。

（3）关节外表现

① 一般表现：可有发热、类风湿结节（属于机化的肉芽肿，与严重

的关节破坏及类风湿关节炎活动有关，好发于肘部、关节鹰嘴突、骶部等关节隆突部及经常受压处）、类风湿血管炎（主要累及小动脉的坏死性小动脉炎，可表现为指、趾端坏死、皮肤溃疡、外周神经病变等）及淋巴结肿大。② 心脏受累：可有心包炎、心包积液、心外膜、心肌及瓣膜的结节、心肌炎、冠状动脉炎、主动脉炎、传导障碍，慢性心内膜炎及心瓣膜纤维化等表现。③ 呼吸系统受累：可有胸膜炎、胸腔积液、肺动脉炎、间质性肺疾病、结节性肺病等。④ 肾脏受累：主要有原发性肾小球及肾小管间质性肾炎、肾脏淀粉样变和继发于药物治疗（金制剂、青霉胺及NSAIDs）的肾损害。⑤ 神经系统：除周围神经受压的症状外，还可诱发神经疾病、脊髓病、外周神经病、继发于血管炎的缺血性神经病、肌肥大及药物引起的神经系统病变。⑥ 贫血：是RA最常见的关节外表现，属于慢性疾病性贫血，常为轻至中度。⑦ 消化系统：可因RA血管炎、并发症或药物治疗所致。⑧眼：幼年患者可有葡萄膜炎，成人可有巩膜炎，可能由血管炎所致。还可有干燥性结膜角膜炎、巩膜软化、巩膜软化穿孔、角膜溶解。

（4）Felty综合征

1%的RA患者可有脾大、中性粒细胞减少及血小板减少、红细胞计数减少，常有严重的关节病变、高滴度的RF及ANA阳性，属于一种严重型RA。

（5）缓解性血清阴性、对称性滑膜炎伴凹陷性水肿综合征

男性多见，常于55岁以后发病，呈急性发病，有对称性腕关节、屈肌腱鞘及手小关节的炎症，手背可有凹陷性水肿。晨僵时间长（0.5～1天），但RF阴性，X线多没有骨破坏。有56%的患者为HLA-B7阳性。治疗上对单用非甾体抗炎药物反应差，而小剂量糖皮质激素疗效显著。常于1年后自发缓解，预后好。

（6）成人Still病

以高热、关节炎、皮疹等的急性发作与缓解交替出现的一种少见的RA类型。因临床表现类似于全身起病型幼年类风湿关节炎（Still病）而得

名。部分患者经过数次发作转变为典型的RA。

（7）X线片

关节X线片可见软组织肿胀、骨质疏松及病情进展后的关节面囊性变、侵袭性骨破坏、关节面模糊、关节间隙狭窄、关节融合及脱位。X线分期：① Ⅰ期：正常或骨质疏松；② Ⅱ期：骨质疏松，有轻度关节面下骨质侵袭或破坏，关节间隙轻度狭窄；③ Ⅲ期：关节面下明显的骨质侵袭和破坏，关节间隙明显狭窄，关节半脱位畸形；④ Ⅳ期：上述改变合并有关节纤维性或骨性强直。胸部X线片可见肺间质病变、胸腔积液等。

（8）老年发病的RA

常>65岁起病，性别差异小，多呈急性发病，发展较快（部分以OA为最初表现，几年后出现典型的RA表现）。以手足水肿、腕管和跗管综合征及多肌痛为突出表现，晨僵明显，60%～70%RF阳性，但滴度多较低。X线以骨质疏松为主，很少侵袭性改变。患者常因心血管、感染及肾功能受损等合并症而死亡。

类风湿关节炎性骨质疏松症临床疼痛症状，往往被类风湿关节炎疼痛症状掩盖，只是在作类风湿关节炎X线检查时发现有局部（初期）或全身（后期）的骨质疏松。

❂ 慢性肾病并发骨质疏松症有哪些临床表现？

各种慢性肾病如慢性肾小球肾炎、慢性肾盂肾炎、肾结核等迁延不愈，均可导致慢性肾功能衰竭，引起骨质疏松症、骨软化症、病理性骨折等肾性骨营养障碍。临床上除原发病表现外，骨质疏松症可表现为骨痛，多发生于腰背、胸部及负重的关节。另外，可引起胸廓变形，背柱弯曲，长骨缩短，病理性骨折，肌肉萎缩，肌腱断裂等。转移性钙化可引起皮肤瘙痒、关节周围疼痛、血管壁或心肌钙沉积等等。儿童期受累时、可致生长发育受阻，身材矮小，发育落后，颅骨软化，串珠肋等。进一步发展为驼背、鸡胸、膝内外翻畸形、骨痛、行动迟缓，甚至病理性骨折，卧床不起等。

◎ 慢性肝病并发骨质疏松症有哪些临床表现?

（1）原发肝病临床表现

① 身体乏力：如经常感觉乏力，体力下降，容易发生疲倦，打不起精神等全身症状。与肝功能受损，食物消化吸收障碍，营养物质摄入不足，无法满足机体的需要有关。② 食欲减退：如食欲不振、恶心、厌油、上腹部不适、腹胀等消化道症状。③ 肝区疼痛：有肝区隐痛或肝区不舒服，右上腹、右季肋部不适、隐痛等。也是肝病常见症状之一，并且一旦出现疼痛说明病情已经比较严重了。④ 黄疸：如皮肤、尿液、巩膜等发黄。

（2）骨质疏松症临床表现

腰背疼痛，多为钝性疼痛，范围为脊柱两侧。严重者出现四肢疼痛，夜间疼痛加重，身高缩短，出现"驼背"畸形。更严重者出现胸腰椎压缩性骨折、股骨上端骨折、桡骨远端骨折。

◎ 骨质疏松症患者为何易出现胸腰椎压缩性骨折?

胸腰椎压缩性骨折是骨质疏松症的并发症，也是老年人常见骨折之一。

骨质疏松症是骨量丢失，使骨皮质变薄，松质骨骨小梁稀疏，抗负荷能力下降，也就是坚韧度下降，变成较脆弱的骨骼，在较小的外力作用下，即可发生骨折。

椎体是松质骨，患骨质疏松症后使椎体抗压缩的能力大大下降，严重的骨质疏松症患者，即使无外力的作用，也会发生骨折，椎体压缩呈"鱼椎"样改变。有的椎体压缩性骨折是由于一定的外力作用而致，如行走时摔倒，坐于地面，出现胸腰椎压缩性骨折，椎体压缩呈现"楔状"样改变，多发生于第11胸椎至第2腰椎之间。

综上所述，防止胸腰椎压缩性骨折的发生，首先要预防或减轻骨质疏松症，其次要减少老年人受伤的机会，同时要加强骨关节、肌肉的功能锻炼，这样会更有效地预防胸腰椎压缩性骨折的发生。

❂ 脊椎压缩性骨折有何临床特点？

脊椎压缩性骨折可发生在青壮年，也常见于老年。前者以男性多见。多由暴力引起，如从高处坠落、车祸或塌方造成腰背部的严重挤压等。此种椎骨骨折最常见部位在第12胸椎和第1腰椎，有时可发生在第11胸椎和第2腰椎，在上胸椎和下腰椎则很少见。一般多为单一脊椎骨折，有时骨折可波及2个脊椎。根据外伤暴力的大小、方向及受伤时体位的不同，可发生不同类型及不同移位程度的椎骨骨折，严重时移位的骨折块可压迫脊髓，造成不全性或完全性截瘫。发生于老年的脊椎骨折，以女性多见。此种骨折多在骨质疏松的病理基础上由轻微外力或负重引起，如乘车时的颠簸，跌倒时臀部坐地，搬动物体，甚至于打喷嚏、剧烈咳嗽等均可引起。骨折常见部位在胸腰段，以第12胸椎和第1腰椎最常见，有时也可发生在上胸椎和下腰椎，可为单一椎骨骨折，也可为多个椎骨骨折。由于此种骨折发生在骨质疏松的基础上，致伤外力不大，因此骨折常表现为椎体不同程度的压缩。根据椎体压缩的形状不同，可分为三种类型：第一种为楔状椎：即椎体的前缘有不同程度的压缩，严重者压缩程度可超过椎体高度的1/2，而椎体后缘高度无明显改变，椎体呈楔形改变；第二种为扁平椎：即椎体的前、中、后缘均有压缩改变，与相邻非压缩骨折椎体相比，椎体呈扁平形状；第三种为鱼椎：为椎体上下终板凹陷，即椎体的中央部分发生压缩改变，其中央高度与前后缘高度相比减少1/4以上，椎体呈"鱼尾"样变形。在临床以脊椎楔状骨折最多见，扁平椎及鱼椎骨折少见。但有时在同一椎体上可表现两种类型的骨折，例如楔状椎和扁平椎同时存在，表现为混合型骨折。由于引起骨折的外力轻微，老年人平时腰背疼痛未引起注意，有时发生脊椎压缩性骨折未能及时发现，而在后来拍X线片时偶然发现一个或多个椎体压缩骨折。因此在临床诊断时需注意鉴别是新鲜骨折还是陈旧性骨折。最简单的鉴别方法是检查局部棘突有无压痛和叩击痛。又因为本骨折为骨质疏松性骨折，骨折以压缩改变为其特点，很少有骨折块向四周爆裂、突入椎管、引起脊髓压迫之情况出现，故由骨质疏松症引起的脊椎压缩性骨折，导致脊髓损伤的情况罕见。

✿ 骨质疏松并发股骨颈骨折有何临床特点？

（1）有外伤史

股骨颈骨折的外力一般不大，常见有摔倒后髋或臀部着地，下肢突然旋转等。

（2）髋部疼痛

髋部摔伤后出现局部疼痛，行走时疼痛加重，或是不能行走，较少的嵌插型股骨颈骨折，摔伤后可以行走。

（3）髋部肿胀、瘀斑、畸形

摔伤后不会马上出现髋部肿胀、瘀斑，因为股骨颈骨折部位较深，1～2天后可出现肿胀、瘀斑。有移位的股骨颈骨折可出现下肢外旋、屈膝、屈髋畸形。

（4）髋关节及下肢功能受限

股骨颈骨折后出现髋关节功能障碍，活动髋关节或下肢行走时疼痛加重。极少数无移位或嵌插型骨折，髋关节及下肢功能受限不明显。

（5）下肢纵向叩击痛，局部叩击痛

叩击髋侧方的大粗隆时疼痛加重，叩击跟骨时疼痛亦加重。

✿ 股骨粗隆间骨折有何临床特点？

股骨粗隆间骨折可发生于中青年。但多见于老年，其发病平均年龄高

于股骨颈骨折，且以男性多见，与股骨颈骨折不同，股骨粗隆间骨折一般均有明确的外伤史，可为间接外力，也可为直接外力致伤。由于老年人股骨粗隆部骨小梁数目减少，骨皮质变薄，骨的强度减弱、脆性增加且随着增龄而加重。故该骨折多见于高龄老人，多为粉碎性骨折。

股骨粗隆间骨折的分类，比较简单和常用的方法为Evans分类，即将骨折分为稳定性和不稳定性两组。按骨折线的方向分为两型，Ⅰ型为顺粗隆型，即骨折线自外上方至内下方。Ⅱ型为反粗隆型，骨折线自外下方至内上方。Ⅰ型中又分为四种：Ⅰ度为不完全或无移位的骨折；Ⅱ度为有移位骨折，通过牵引可获得复位；Ⅲ度为有移位骨折，通过牵引，不能保持在复位的位置；Ⅳ度为粉碎型骨折。Ⅰ型中Ⅰ度和Ⅱ度属不稳定型骨折。

股骨粗隆间骨折发生后，髋部有疼痛，肿胀，有时局部皮下可出现瘀血斑，患肢缩短，不能主动活动，纵向叩击痛阳性，伤肢呈外旋畸形，其外旋程度比股骨颈骨折严重，可达90度外旋位。

❂ 骨质疏松症会并发桡骨远端骨折吗？

桡骨远端骨折是骨质疏松症常见的并发症。

桡骨远端是指距桡腕关节面2～3cm处，是松质骨与皮质骨的交界处，力学的薄弱处。骨质疏松后，此处骨皮质变薄，骨小梁稀疏，坚韧性下降，脆性增加。即使在较小的外力作用下、此处也易发生骨折，外力的形式多为摔倒后手着地，传达到桡骨远端。

此处骨折愈合较好，无不良的后遗症。

❂ 骨质疏松症并发桡骨远端骨折有何临床特点？

桡骨远端以松质骨为主，此部位明显受骨质疏松症病理的影响。因此，桡骨远端骨折多见于老年人，且女性多于男性。其临床表现特点为：骨折端常为粉碎性，骨折远断端压缩常较严重。老年人桡骨远端骨折多为跌倒时手部撑地，由间接暴力所造成。根据跌倒时体位的不同，可分为伸直型损伤和屈曲型损伤。

伸直型损伤为跌倒时腕背伸位手掌着地，可造成未累及关节面的Colles骨折和影响关节面的背侧Barton骨折。屈曲型骨折损伤为跌倒时腕掌屈位手背着地，造成未累及关节面的Smith骨折和影响关节面的掌侧Barton骨折。

临床上发生于老年人的桡骨远端骨折绝大多数为Colles骨折，现将其临床表现特点介绍于下：骨折伤后腕部疼痛、明显肿胀，局部压痛伴功能障碍。X线检查，远折端向背侧移位，常有严重压缩和嵌插，并向掌侧成角。有时伴有远折端向桡侧移位及尺骨茎突骨折。部分病例表现为严重粉碎性骨折。移位明显者，手部侧面可见"餐叉"样畸形，正面观可呈"枪刺刀"状畸形。腕关节及手指伸屈功能常受不同程度的影响。

检查篇

☺骨质疏松症常用的物理学检查方法有哪些?

　　骨质疏松症定义是骨量过度减少，因此，要确定骨质疏松症，就需要通过某些检查手段来确诊。常用的物理学检查方法：① 骨骼的X线片，是检查骨质疏松症最常用的方法，通过拍摄X线片可观察骨矿物质丢失到一定程度后，骨密度降低的图像和骨质疏松症所致的骨折图像。选择的部位有骨盆、脊椎骨、股骨及第二掌骨。因为骨盆骨和脊椎骨是身体中主要支持体重的骨骼，也是反应骨质疏松症最敏感的部位；股骨和第二掌骨同属于管状骨，其骨皮质的厚度在某种程度上反映了骨形成与骨吸收的变化状况。传统的X线片价格低廉，使用方便，但其特异性差，敏感性低，当骨量减少30％以上时才出现骨密度的改变，故不具备预测骨折的能力，不能作为早期诊断骨质疏松症的手段。② 骨密度测定，是目前使用最广泛的检测骨质疏松症的一种方法，是反应骨质疏松的程度，预测骨折危险性的重要依据。目前有单光子吸收测定法（SPA）、双光子吸收测定法（DPA）、单能X线吸收测定法（SXA）、双能X线吸收测定法（DEXA）、定量CT（QCT）、局部定量CT（PQCT）、定量超声检查（QUS）、定量MRI（QMRI）。

☺骨质疏松症X线片表现是什么?

　　骨质疏松症的X线表现为骨密度降低。在X线片上能表现为骨密度降低的有下述几种情况：① 骨质疏松（单位体积内骨量减少，但骨矿物质和基质的比例正常）；② 骨质软化（仅为骨矿物质减少，而基质不减少）；③ 骨质疏松合并骨软化；④ 骨质疏松、骨软化合并骨硬化（主要表现为皮质骨松化而松质骨硬化）。

　　根据X线片表现可将骨质疏松分为3度：

（1）轻度骨质疏松

单纯性骨质疏松表现为骨小梁变细、中断，皮质轻微变薄或无明显改变。合并骨软化时尚可见骨膜下骨吸收，皮质密度降低。

（2）中度骨质疏松

单纯性骨质疏松表现为皮质变薄，骨小梁细少，分布不均，可见区域性小梁缺少或消失，合并骨软化时见骨皮质密度低，小梁模糊，骨外形轻度变形，骨关节面模糊。

（3）重度骨质疏松

单纯性骨质疏松表现为骨密度明显降低，皮质变薄，小梁稀少或消失，髓腔扩大，骨的密度与软组织密度接近，可发生椎体、股骨颈、肋骨、耻骨、腕桡骨等处的骨折。合并骨软化时则见骨密度极低，皮质薄而模糊，小梁消失，脊柱、骨盆、四肢长骨可严重变形并多发假性骨折。如合并骨硬化则见椎体、骨盆等骨骼皮质密度低，而松质骨内有不规则密度增高的骨硬化区。

X线是目前最易观察骨的外形轮廓、皮质形态、小梁结构的方法，对各种原因所致的骨质疏松。结合临床特点，可作出明确的诊断。

◉ 脊柱骨质疏松的典型X线表现有哪些?

（1）透光度

椎体的透光度增加，如椎体与相关软组织的显影不能明确区别，则说明骨小梁减少，如在第四、第五腰椎间能清楚看到髂嵴，则说明骨密度减低。

（2）椎体骨小梁的变化

随着骨质疏松程度的加重，横向骨小梁数目首先减少继而消失，纵向骨小梁首先明显变粗糙，最后也消失。

（3）双凹形"鱼椎"

由于相邻椎间盘膨胀、压迫，使骨质疏松的椎体呈双凹形改变，其中央高度比前、后缘高度减少20%以上，形似"鱼尾"，故称之为"鱼椎"，多见于腰椎。

（4）楔形改变

多发生于脊柱胸腰段，椎体前缘高度比后缘减少25%以上，称为楔状椎。

（5）扁平椎

椎体前、中、后缘高度比相邻正常椎体高度减少20%以上，呈扁平状，故称为扁平椎。多见于胸椎。

以上三种椎体压缩性变形，为椎体压缩性骨折的X线表现，在临床上有时尚可见到椎体混合性变形，如楔状椎和扁平椎表现在同一椎体上，临床上可根据椎体压缩的程度推断骨质疏松的严重程度，据此可将椎体压缩骨折分为三度，其压缩程度分别为20%～25%（轻度）、25%～40%（中度）、及40%以上（重度）。

◎ 拍X线片检查对身体有害吗?

X线在诊断骨质疏松症中必不可少，但人们常会问，拍X线片对身体有害吗?我们可以明确地说：正常的X线检查一般不会对人体造成损害。X线在穿过人体组织时，对细胞有一定的损害，称为"电离生物作用"。但是，拍摄X线片所用的X线剂量很小，大大低于允许范围，所以这种"电离生物作用"不会对机体造成损害。

由于X线的电离生物作用具有积累的特性，在较短的时间内需要反复拍摄X线片时，对婴幼儿及孕妇要注意防护，可用铅板遮盖不需检查的部位，以减少X线对机体的不良影响。

◎ 骨质疏松症患者间隔多长时间拍X线片合适呢?

骨质疏松症一旦确诊，没有必要反复拍摄X线片。需要随诊观察者，一般每年作1次X线检查为宜。中老年妇女以及骨质疏松临床表现较重（如全身酸痛，出现进行性"驼背"畸形）者，可适当缩短X线检查时间。由于骨质疏松是一个长期、渐进及缓慢的发展过程，所以频繁地作X线检查对观察骨质的改变没有帮助，反而会对机体产生不必要的损害，也造成人力、物力的浪费。

◎ 光子吸收法测骨密度的原理是什么？

光子吸收法原理是利用放射性核素所产生的γ射线（放出的光子）穿透骨组织时，光子束的能量因骨矿物质的吸收而衰减，由计算机计算检测器测得的衰减强度，转换成骨矿含量，目前有单光子吸收测定法（SPA）、双光子吸收测定法（DPA）。

◎ 怎样用单光子吸收测定法测骨密度？

单光子吸收测定法（SPA）测定方法为通过放射源^{125}I（碘）放出的光子，对前臂骨进行扫描，测量时前臂置于水槽中或缠以水袋以消除周围软组织的影响。最常用的测量部位是桡骨中远1/3交界点，其所测量的骨密度值，以g/cm来表示，即线密度。由于其所测部位主要为皮质骨，故不能反应对骨质疏松较敏感的骨小梁的变化。因此对骨质疏松早期的监测还不够理想。但由于其设备简单、价格低廉、易于普及和推广，在临床上有一定的使用价值。

◎ 什么是双光子吸收测定法？

双光子吸收测定法（DPA）采用能发射两种不同能量光子的核素作放射源，利用高能和低能射线通过被测部位的不同衰减分布来计算骨的能量衰减分布，故可用来测量一些软组织变异大的部位如脊椎、髋等全身部位的骨矿含量，从而消除软组织及脊髓对测量结果的影响。

其所测得的骨密度值以g/cm²表示，即面积密度。由于其射线强度低，扫描时间长，扫描结果受放射性核素衰变等因素影响。故目前很少使用，基本上被双能量X线骨密度仪（DXA）所取代。

◎ 什么是X线吸收测定法？

与光子吸收法检查原理一样，但X线吸收测定法是利用X线为放射源进行测量。常用的有单能X线吸收测定法（SXA）、双能X线吸收测定法（DXA或DEXA）。

◎ 双能X线吸收测定法有何优点？

双能X线吸收测定法用X线球管而不是放射性核素作能源，因而扫描时间明显缩短，分辨率高，检查的精确度明显比DPA要高，现已取代DPA，成为骨密度测定的常用方法及诊断骨质疏松的主要手段之一，其所测骨密度值与DPA一样，以g/cm²表示。

◎ 双能X线吸收测定法在临床上用于哪些方面？

（1）用于骨质疏松的流行病学调查

骨质疏松是一种危害人体健康的疾病，因其发病缓慢，且在早期常无症状不易被发现，而一旦出现症状往往已有骨量减少或骨质疏松，在目前防治手段尚未完全成熟之际，骨量减少的筛选无疑是一种行之有效的手段，以便尽早采取预防和治疗措施。

（2）估计骨折的危险性

通过与正常同性别同年龄人群的比较，可以发现骨量减少的事实，为预测骨折危险性提供依据，骨密度测量中的骨矿密度或骨矿含量值与骨强度之间存在很高的正相关，同时研究表明骨矿密度或骨矿含量值与骨折发生率密切相关，骨矿含量每下降$0.1g/cm^2$，骨折危险性增加1倍，以骨折危险性高于20%作为骨折高危人群，得到男性骨折阈值为$0.58g/cm^2$，女性骨折阈值为$0.54g/cm^2$。

（3）临床指征

① 雌激素缺乏的妇女，在决定进行雌激素替代疗法之前测量骨密度是否有明显骨量下降；② 脊柱畸形、X线片提示有骨量下降，为下一步继续治疗需测量骨密度；③ 长期服用糖皮质激素，为调整治疗方案需了解骨密度的变化；④ 具有无症状的甲状腺功能亢进，为决定外科手术需了解骨密度的变化；⑤ 大规模的普查、筛选；⑥ 监测：对治疗疗效的监测及对疾病影响骨量变化的监测；⑦ 对高危病人的评价：月经不调、继发性甲旁亢、神经性厌食、过量饮酒、抗惊厥治疗、多发性非创伤性骨折。

（4）疗效检测

DXA测量还可以监测药物对全身骨骼的影响，例如雌激素具有明显的预防骨量丢失的作用，氟可以增加脊柱骨量。研究表明，对观察疗效最有效的测量点是腰椎，因为在更年期时腰椎骨密度降低比周围骨骼大2倍，而对治疗的敏感性比周围骨骼高7倍。

❂ 什么是定量CT（QCT）？

利用CT进行骨矿含量的定量检查称为定量CT（QCT），（QCT）可分别测定各部位的骨小梁和皮质骨的三维单位体积内的骨矿含量。骨密度值以g/cm^3表示，即体积密度。主要用来测量脊柱骨小梁的骨密度，QCT已应用于评价脊柱骨折的概率，测量随年龄增长而产生的骨量丢失及骨质疏松和对其他骨代谢性疾病进行随访。

☯ 定量CT测量骨密度有何优势?

定量CT能精确地选择特定部位的骨测量骨密度,能分别评估皮质骨和松质骨的骨密度。松质骨的高表面容积比决定了其具有高骨代谢转换率,该部位的骨转换率比皮质骨约高8倍。因此,松质骨对各种代谢刺激的反应要比皮质骨敏感得多。临床上,骨质疏松引发的骨折常位于脊柱、股骨颈和桡骨远端等富含松质骨的部位,运用定量CT能分别观测这些部位的骨矿变化。由于定量CT的测量不受相邻组织的影响,其测量结果具有较高的敏感性和准确性,也具有较高的重复精度。定量CT所具备的这些优点,使其在骨质疏松的研究领域中占有重要的地位和具有独特的作用。

☯ 定量CT在临床上应用情况如何?

定量CT技术已经普遍应用于对骨质疏松和其他代谢性骨病患者的骨密度监测。在临床上,骨矿含量的测量主要在两方面得到应用。其一,测量骨矿密度并据此确定骨量减少的程度并协助对骨质疏松作出诊断;其二,对各种代谢性骨病造成的骨丢失的发展进程以及疗效进行随访。

定量CT对骨质疏松症患者的骨密度测量的长期精度虽然略差,但它能专门选择椎体内代谢活跃的松质骨进行测量,因此能敏感地观察到病人用药物治疗后骨密度的变化。定量CT测量能反映出12个月内骨密度的改变,同其他无法单独测量松质骨的检查技术比较,定量CT对骨密度变化的观测周期要短,有利于进行短期随访。

☯ 什么是定量超声测量法?

定量超声技术主要测量两个参数:超声传导速度和超声振幅衰减。

超声传导速度是指测量部位宽度或长度与传导时间之比,单位为每秒米数。如测量部位的宽度包括骨及周围软组织,其探测的超声传导速度称为超声速率；如测量部位的宽度仅为骨的宽度不包括周围软组织则为超声穿过骨速度。定量超声检查不仅能检测骨密度，还能了解骨的质量即可反映骨的微结构及弹性。骨超声传导速度主要与骨的弹性、微结构和密度有关。超声振幅衰减主要受骨密度及骨的微细结构，即骨小梁数目、小梁间连接关系、小梁分隔距离及走向的影响。

◎ 定量超声测量骨密度有何优点？

用超声能够测定骨密度和骨质，对评价骨的状况很有意义。从年龄关系来看，腰2至腰4的骨密度从40岁到50岁急剧减少，膝盖骨骨密度在妇女绝经后急剧地减少，而跟骨的骨密度从20岁以后缓慢减少。但超声波的传导速度或衰减系数与身高、体重没有相关性，或者说是极微弱的相关性。

超声波检查，没有被放射线损害的危险，安全可靠，操作简单，移动方便，价格便宜，特别适合于团体检查和普查，值得推广。

◎ 什么是定量MRI？

定量MRI（QMRI）是研究骨小梁与骨髓交界面磁场梯度以评价骨小梁的空间排列的一种方法。其理论基础是，放置在外的磁场中松质骨因骨髓成分（水和脂肪）与骨小梁的磁化率不一样，在骨小梁和骨髓交界面产生的梯度随着骨质疏松的出现，骨小梁变细使骨小梁间隙变大，均梯度下降，引起有效T_2的延长。研究表明，骨质疏松症椎体，平均T_2值和平均年增长率明显大于健康人，且测量值与正常人重叠较少，骨质疏松病人椎体改变均由骨小梁形态变化所致，因此，它们与骨质疏松直接相关。

◎ 影响骨密度测量的因素有哪些？

下列因素可能影响骨密度测量。

① 严重骨质增生、压缩性脊椎骨折与跟骨骨折后内骨痂的生长、中轴骨的成骨性转移肿瘤、畸形性骨炎、肾性骨营养不良、强直性脊柱炎、广泛韧带钙化等均可使骨密度值正常，甚至增高，在测量中骨密度值会出现假阴性。

② 刚绝经的妇女，全身骨痛明显，骨矿含量迅速流失，但骨密度测量仍可在正常范围内。

③ 原发性骨质疏松患者，往往以中轴骨骨矿流失为主，四肢骨的骨密度测量有时仍在正常的范围之内。

④ 要根据相应的解剖部位选择适当的方法进行测量与评估，如绝经后妇女以代谢敏感的松质骨的骨量流失为主，故选用定量CT来测定腰椎的骨密度能早期反应其骨量的变化；肾性骨病、类风湿性关节炎等所引起的骨代谢紊乱，是以四肢骨为主的骨量大量流失，则以选择测量前臂骨为主的测量方法，更有助于对肾性骨病、类风湿性关节炎的骨矿含量的评估，而以松质骨为主的腰椎早期骨密度值可能在正常范围以内；废用性骨质疏松则主要是局部骨的受累，检测患肢远端的松质骨有助于诊断。

⑤ 骨质疏松引起的椎体压缩性骨折，由于椎体的压缩，或内骨痂的形成，致使该椎体的骨密度增高，在定量CT或双能X线吸收测量法测定的骨密度值会呈假阴性，为诊断及疗效评估带来不正确的因素，故应当予以剔除，或选用其他的骨密度测量法进行测量。

⑥ 骨质疏松症主要的并发症是骨折，其常见部位是椎骨、髋骨、腕部。骨折是与骨密度的低下及摔跌的次数成正比。通过骨密度测量，可进一步评估骨折的危险性。绝经与年龄增加是骨量丢失的主要因素。有调查显示，50岁以上妇女腰椎的骨密度值低于$0.6g/m^2$的约有42％易发生椎体骨折，而骨折的发生率随骨密度值的下降而增加。腰椎的骨密度值每下降$0.1g/m^2$，腰椎与股骨颈骨折发生率可分别增加1.5倍与1.3倍。

◎ 骨质疏松症的生化检查有哪些?

骨质疏松症的生化检查包括以下几方面。

（1）与骨矿有关的生化检查

骨是由骨矿物质与骨基质两大部分组成。骨矿物质主要由无定型钙磷混合物和钙磷羟磷灰石晶体构成。其他如镁、锌、铜、锰、氟、铝、硅和锶等元素也参与骨代谢。临床通过测定血、尿中这些矿物质的含量可以间接了解骨代谢的状况。

（2）与骨转换和骨吸收有关的生化检查

与骨转换有关的生化检测，可以反映骨形成和骨吸收的动态信息，能显示骨代谢的快速改变，其变化显著早于骨密度的改变，因而对骨质疏松和其他代谢性骨病的诊断具有重要意义。反映骨代谢的常用生化指标有骨形成标志物和骨吸收标志物两类：前者有总碱性磷酸酶、骨碱性磷酸酶、骨钙素和Ⅰ型前胶原羧基端前肽等；后者有血抗酒石酸酸性磷酸酶、尿羟脯氨酸、尿羟赖氨酸糖苷等。

◎ 骨质疏松症生化检查有何临床意义?

在骨质疏松症的诊断中，虽然有反映骨矿含量的骨密度检查，但影响骨密度的因素很多，不同解剖部位的测量差异较大，不能了解治疗前后的早期变化，价格昂贵应用受到限制。所以同样能反映骨代谢状态的生化检查越来越受到重视。生化检查中骨代谢标志物的测定可以反映出体内骨的代谢转换情况，有助于对骨质疏松症的诊断和分型。例如：反映骨吸收的标志物明显升高，常见于绝经后骨质疏松；反映骨形成的标志物降低，常见于老年型骨质疏松。骨质疏松的生化检查包括与骨矿有关的生化检查和与骨转换有关的生化检查。

❂ 骨质疏松症患者血钙水平怎样？

血钙在血液中以三种形式存在，即蛋白结合钙、离子钙和小分子阴离子结合钙，三者统称为总钙，其中只有离子钙具有生物活性，占血清总钙的50％。正常状态下，人体内血清总钙维持在2.2～2.6mmol/L，血清离子钙在1.12～1.23mmol/L；当各种原因导致血钙水平波动时，胃肠道、肾脏及骨骼等可通过各种调节机制进行调节，从而使血钙稳定在上述范围内。原发性骨质疏松症病人血钙一般可维持在正常范围内，但个别病人因骨质疏松严重，而且发展很快，使骨的吸收过程过快，血钙就可能会升高。

❂ 骨质疏松症患者血磷水平怎样？

磷在骨骼代谢中起重要的作用，可促进骨基质的合成和矿物质的沉积。成人血磷正常范围为0.96～1.6mmol/L。血磷水平随年龄变化存在差异，男性进入老年，血磷随年龄增加而减少，而绝经后妇女血磷水平再次升高。原发性骨质疏松症病人血磷浓度常降低，使骨吸收过程加快。

❂ 骨质疏松症患者尿钙水平怎样？

尿钙也反映了体内钙代谢的变化，是监测骨质疏松和骨骼变化的重要指标。当骨质疏松引起骨吸收加快时，尿钙也会增加。尿钙测定的留尿方法有多种，如留空腹2小时尿、空腹晨尿、24小时尿等测定尿钙。目前多采用空腹晨尿或空腹2小时尿测定尿钙并同时测定尿肌酐含量。正常空腹尿钙与肌酐比值为0.4，如比值增高说明有负钙平衡（即有钙排出增多），可能由于骨吸收增高或骨形成降低。原发性骨质疏松症患者尿钙大多正常，少数病人可轻度增高。

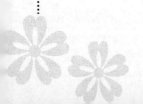

❀ 骨质疏松症患者尿磷水平怎样?

原发性骨质疏松症病人尿磷一般在正常范围。尿磷正常值161.45～226.03mmol/L。由于尿磷受饮食、年龄、性别等影响较大,其对骨质疏松症的诊断价值不大。

❀ 骨质疏松症患者碱性磷酸酶水平怎样?

血清碱性磷酸酶(ALP)是一种反映骨细胞活性的指标,在骨形成过程中,碱性磷酸酶起催化的作用。在骨代谢出现持续性增高时,血清碱性磷酸酶的活性增高,血清碱性磷酸酶的活性与腰椎骨矿物含量(骨密度)呈负相关,也就是说,腰椎骨矿物含量低,血清碱性磷酸酶高。但用常规测定的碱性磷酸酶活性有多种来源,主要有骨和肝脏来源,当有肝脏和胆道疾病时,血清碱性磷酸酶活性也会升高,因此特异性和敏感性不高。

❀ 骨质疏松症患者检测骨碱性磷酸酶有何意义?

骨碱性磷酸酶(BAP)是碱性磷酸酶同工酶之一,是由成骨细胞分泌,其功能是促进骨基质的钙化,是骨形成的特异性指标,血清中BAP的定量测定可作为骨形成变化的有效参数。

从儿童到青春期,BAP约占血清总ALP的77%～87%,在健康成人,BAP约占总ALP的50%,研究发现,与30～40岁比较,妇女绝经后10年内血清BAP增加77%,与大多数代谢性疾病相似,骨质疏松症是一种骨容量不足的疾病,骨容量的生成不足发生于溶骨速率大于成骨速率,有效的治疗需要纠正或者逆转这种不平衡状念。

以往的诊断主要依赖于骨密度的测量,但骨密度的改变太慢,(在大多数情况下,能被测出改变需要1年或更多的时间)以至不能作为临床监测治疗效果的早期反应。作为成骨细胞的一种成分。骨碱性磷酸酶参与成骨过程并且其活性在血清中稳定没有昼夜变化。因此，血清骨碱性磷酸酶活力的定量测定可作为观察骨形成变化率，为临床提供有效治疗的检测手段。骨碱性磷酸酶正常值：$11.2 \pm 4.4\mu g/L$。

◎骨质疏松症患者检测骨钙素有何意义？

骨钙素（BGP）是骨中含量十分丰富的非胶原蛋白，其总量占骨组织中非胶原蛋白的15%～20%，骨钙素由成骨细胞合成和分泌，与羟磷灰石有较强的亲和力，约50%沉着于骨基质，其余进入血循环。骨钙素的主要生理功能是维持骨的正常矿化速率，抑制异常的羟磷灰石结晶的形成，抑制软骨矿化速率。血中骨钙素的半衰期约5分钟。骨钙素是反映骨代谢状态的一个特异和灵敏的生化指标，监测血中骨钙素的浓度，不仅可以直接反映成骨细胞活性和骨形成情况，而且对观察药物治疗前后的动态变化，有一定的参考价值。成人骨钙素正常值：$6.4 \pm 3.4ng/ml$。

◎骨质疏松症患者检测Ⅰ型前胶原羧基端前肽有何意义？

Ⅰ型前胶原羧基端前肽是骨组织中惟一的胶原，占骨基质的90%以上。血清中Ⅰ型前胶原羧基端前肽的水平是反映成骨细胞活动和骨形成以及反映Ⅰ型胶原合成速率的特异指标。它可以被肝脏吸收，通过上皮细胞甘露糖受体结合而被清除，所以易受肝功能的影响。Ⅰ型前胶原羧基端前肽的正常值：$50～200\mu g/L$。

Ⅰ型前胶原羧基端前肽增高：见于儿童发育期、妊娠最后3个月、骨肿瘤，特别是前列腺癌骨转移、畸形性骨炎、酒精性肝炎和肺纤维化等。

Ⅰ型前胶原羧基端前肽降低：见于绝经期后骨质疏松病人经雌激素治疗6个月后，可降低30%。

◎ 骨质疏松症患者检测血浆抗酒石酸酸性磷酸酶有何意义?

血浆抗酒石酸酸性磷酸酶(TRAP)主要存在于破骨细胞,而成骨细胞和骨细胞中含量甚少。当骨吸收时,TRAP由破骨细胞释放入血循环中,所以血浆中TRAP水平被认为是骨吸收的一项生化指标,主要反映破骨细胞活性和骨吸收状态。TRAP正常值:男:61～301μmol/L;女:绝经前:41～288μmol/L,绝经后:129～348μmol/L;7～15岁儿童:401～712μmol/L。TRAP增高:见于原发性甲状旁腺功能亢进、慢性肾功能不全、畸形性骨炎、骨转移癌、卵巢切除术后、高转换率的骨质疏松病人。TRAP降低:见于骨吸收降低的疾病,如甲状旁腺功能降低。

◎ 骨质疏松症患者检测尿羟脯氨酸有何意义?

尿羟脯氨酸(HOP)是人体结缔组织中胶原蛋白的主要成分,占胶原蛋白的10%～13%,骨基质中95%是由胶原组成,尿中尿羟脯氨酸50%来自骨,也有来自皮肤、补体等。游离的尿羟脯氨酸大部分经肾小管重吸收,在肝脏中分解为尿素。尿中HOP排出的量可以反映骨吸收和骨转换程度,但不特异。尿羟脯氨酸增高:见于儿童生长期、甲状旁腺功能亢进、骨转移癌、慢性肾功能不全、畸形性骨炎、高转换的骨质疏松病人、佝偻病和软骨病。

◎ 骨质疏松症患者检测尿羟赖氨酸糖苷有何意义?

尿羟赖氨酸糖苷(HOLG)是胶原含有的另一种特异氨基酸,它含量比尿羟脯氨酸少。在骨与软组织中,半乳糖羟赖氨酸以及葡萄糖-半乳糖羟赖氨酸的相对比例及总量是不同的,所以目前认为尿中HOLG的测定可能是比尿羟脯氨酸更灵敏的骨吸收生化指标。尿中HOLG随着年龄的增长而增加。在骨质疏松症病人、原发性卵巢发育不全和肿瘤骨转移时可有增高。

诊断与鉴别诊断篇

◎ 骨质疏松症的诊断标准是什么？

人们对骨质疏松症的诊断开始主要是依据X线检查。根据测量皮质骨的厚度和骨皮质指数（骨中点皮质总厚度/骨中点横径），观察松质骨骨小梁的数量粗细和分布情况（骨小梁类型指数）来诊断骨质疏松及其严重程度，由于X线诊断是根据各人肉眼观察作出的，误差较大。况且X线片的分辨率低，有人认为用X线片能诊断骨质疏松时，骨量丢失已达到30％，故不能作出早期诊断。自20世纪60年代应用单光子吸收法（SPA）测量桡骨骨矿含量的技术问世以来，相继出现了单能X线吸收法（SXA）、双光子吸收法（DN）、双能X线吸收法（DEXA）、定量CT及超声诊断等技术测定骨矿含量（BMC）或骨矿密度（BMD）来早期诊断骨质疏松并判断严重程度。

由于骨的强度主要是由骨密度因素决定的，因此，测定骨密度能间接反映出骨的强度，从而对骨质疏松症进行诊断，对骨质疏松性骨折的危险性进行评估。

目前对骨质疏松症的诊断以骨密度减少为基本依据。

世界卫生组织（WHO）对骨质疏松症的诊断标准为（将同性别峰值骨密度平均值减所测骨密度值）：

≤1标准差（SD）　正常

1～2.5标准差（SD）　骨量减少

＞2.5标准差（SD）　骨质疏松症

＞2.5标准差（SD）　若伴有脆性骨折，为严重骨质疏松症

目前有关骨质疏松症的诊断标准也可不用标准差表示，而用骨量丢失的百分率表示。将所测定的骨密度与同性别峰值BMD比较，减少：

＜12％　正常

13％～24％　骨量减少

＞25％　骨质疏松症

＞25％　若伴有脆性骨折，为严重骨质疏松症

＞37％　严重骨质疏松症

● 骨质疏松症如何与骨软化症鉴别？

骨软化症是指发生在骨骼生长板已经闭合的成人骨基质矿化障碍，好发人群为中、青年女性。临床表现为显著骨痛，骨骼压痛明显，严重者活动明显受眼、翻身困难。几乎所有骨软化症患者血碱性磷酸酶显著升高，根据病因不同存在低钙血症、低磷血症和低尿钙等。骨骼X线检查显示，骨小梁影像模糊；最具诊断意义的表现为假骨折，一般呈对称性分布，多发生在耻骨支、坐骨支、肋骨、肩胛骨外侧缘、髂骨翼等部位。一旦确诊为骨软化症，就需进一步查找病因如营养缺乏性、遗传性、肿瘤性或自身免疫性疾病等。

● 骨质疏松症如何与成骨不全鉴别？

成骨不全是一种由于Ⅰ型胶原数量或结构异常所导致的遗传性骨病。不同Ⅰ型胶原基因突变类型患者的临床表现有较大差异。多数患者表现为儿童期反复骨折，导致身体畸形。

● 骨质疏松症如何与骨质增生鉴别？

骨质疏松是由于老年性生理变化所致，主要同骨钙流失与内分泌调节功能紊乱有关，是一种代谢性骨病，而骨质增生主要是由于机械因素作用于关节而造成关节软骨的一种退行性病理变化，与随之而产生的骨质增生性的疾病。骨质增生发生在脊椎称增生性脊柱炎或肥大性脊柱炎，增生发生在其他关节称增生性关节炎或退行性关节炎。

骨质疏松与骨质增生有许多共同之处，即两者都好发于中老年患者，并可随年龄的增长而逐渐加重，好发部位又都在骨与关节处，临床表现均可见腰背部疼痛及关节疼痛，活动受限，严重可出现脊椎或关节变形。但前者以骨松质与骨皮质的骨量减少为主，而后者则表现为关节软骨的变性，关节边缘骨刺的形成。因此在老年人可以同时出现骨质疏松与骨质增生。但两者的病因病理等是不同的，骨质疏松是因为激素等生理性代谢紊乱引起骨量减少，好发部位为松质骨与密质骨，临床表现骨痛、身材变短、驼背等，X线示：骨小梁减少甚或消失，易并发骨折。骨质增生是因为机械性负荷过重或创伤引起软骨软化破坏，好发于关节软骨，临床表现为关节疼痛、僵硬、活动受限、关节边缘骨刺形成、关节间隙变窄，易于并发关节积液或纤维化。

◎ 骨质疏松症如何与强直性脊柱炎鉴别?

骨质疏松与强直性脊柱炎都可以出现胸椎及背部疼痛，活动受限，晚期可见胸椎后凸畸形，呈明显的驼背。骨质疏松是与骨代谢有关，其主要表现为骨量的流失。而强直性脊柱炎是以脊柱僵硬并逐渐变为强直为特征的一种病因不明的慢性进行性炎症疾患。男性高于女性，约1：9。病变多自骶髂关节开始，逐渐向上发展至颈椎。多数脊椎的韧带、软骨发生钙化、骨化。相邻椎体间形成骨桥，最后导致脊柱发生强直。在X线片上，可见双侧骶髂关节面模糊，关节面下出现小囊状骨质破坏，关节间隙变窄，晚期椎体呈"竹节"样改变，骨密度增高。实验室检查可见贫血，活动期血沉增快等。

◎ 骨质疏松症如何与类风湿性关节炎鉴别?

骨质疏松与类风湿性关节炎均可出现骨痛，活动功能受限，最终可造成关节畸形与骨萎缩。但类风湿性关节炎是一种常见的能引起严重关节畸形的慢性全身性结缔组织疾病，女性多于男性，约2～3倍。它除累及多个关节外，还可侵犯全身各处的结缔组织。早期有游走性关节肿痛与功能障碍，多呈对称性。反复发作，最后造成关节畸形，强直与功能丧失。在X线片上，早期仅见软组织梭形肿胀，以后出现骨质疏松，关节间隙变窄、关节边缘不规则及骨质内小囊状破坏，严重可发生关节畸形与骨性强直。实验室检查：病变活动期血沉增快，类风湿因子测定呈阳性。

类风湿性关节炎常常继发骨质疏松，这可能与破骨细胞活性因子激活破骨细胞活性有关。同时类风湿性关节炎还可继发甲状旁腺功能亢进，致使骨量流失。

◎ 骨质疏松症如何与腰椎间盘突出症鉴别？

骨质疏松症与腰椎间盘突出症均有腰痛症状，活动功能障碍。但腰椎间盘突出症是以下腰痛，并向一侧下肢坐骨神经分布区的放射性痛为特征。其主要病理变化是腰椎间盘纤维环破裂，髓核在外力作用下突出，压迫或刺激神经根而致。多发于青壮年，一般有腰扭伤史，其主要临床表现是腰痛伴下肢放射性疼痛，一切使脑脊液压力增高或神经根牵拉的动作如咳嗽、喷嚏、大便用劲、弯腰等可使疼痛加重，屈髋屈膝姿势卧床休息后减轻。相应的坐骨神经支配区域的感觉、肌力与反射改变。X线检查、CT、核磁共振检查可以明确诊断。

而骨质疏松症是一种以骨量减少为特点的骨组织显微结构改变与极易发生骨折的老年病，多见于绝经的妇女，腰背疼痛多为静息痛，活动后可减轻或消失，劳累后又可加重，但不伴有下肢放射痛，常伴有身高短缩，驼背畸形，严重可发生骨折。

◎ 骨质疏松症如何与多发性骨髓瘤鉴别？

多发性骨髓瘤是骨髓内浆细胞恶性增生所造成的恶性肿瘤，好发于40岁以上的成年人，好发部位为脊椎骨、肋骨、骨盆、颅骨等。早期患处疼痛，受累的椎骨极易发生脊柱畸形与病理性骨折。X线片表现也可见骨质普遍疏松，骨密度降低。临床上与原发性骨质疏松有许多相似之处，很难加以区别。但多发性骨髓瘤的疼痛往往表现为进行性加重。后期出现全身乏力，进行性贫血、恶病质、发热等。在X线片上，多发性骨髓瘤多表现为多数大小不等的类圆形、边界锐利呈穿凿样溶骨性破坏，骨皮质变薄，并可进行性加重。血生化检查可见血钙升高，血磷与碱性磷酸酶多在正常范围。约40％患者尿中可发现本-周氏蛋白。骨髓穿刺检查可见大量浆细胞。

◎ 骨质疏松症如何与骨转移瘤鉴别？

骨转移性肿瘤可因原发性肿瘤的不同，可表现为溶骨性、成骨性以及两者兼有的混合型骨转移性肿瘤。临床上以溶骨性骨转移性肿瘤为多见，其早期主要症状也以骨痛为主、呈间歇性，可伴有病理性骨折。X线片表现为溶骨破坏，与骨质疏松极为相似。但骨转移性肿瘤随病程的增长，疼痛逐渐变为持续性剧痛、肢体活动功能障碍。脊椎受累时，可出现脊髓与脊神经根的压迫症状，晚期可出现严重贫血及恶液质。溶骨性骨转移性肿瘤X线片表现为不规则的溶骨破坏，骨组织边界模糊不清，骨皮质受累明显。但很少出现骨膨胀，骨髓反应及软组织肿胀。椎体转移可使椎体变扁或呈楔形改变，而相邻的椎间隙保持正常。实验室检查除贫血及血沉增快外，血清钙、磷增高。

治疗篇

● 治疗骨质疏松症的西药分哪几类?

目前用于治疗骨质疏松症的西药，从药物的作用机制上来看，可分为以下几类:

① 骨吸收抑制剂:雌激素类、降钙素、双膦酸盐类;② 骨形成刺激剂:甲状旁腺激素类似物、氟化物。③ 骨矿化促进剂:钙剂、维生素D及其衍生物。④ 其他:锶盐、维生素K等。

● 什么是激素替代治疗?

激素替代治疗是指通过补充激素来治疗激素分泌减退或者缺乏所引起的疾病的治疗方法。广义上的激素替代疗法涵盖所有的激素。狭义上的激素替代疗法多是针对女性激素，特别是指雌激素替代疗法。它是一种治疗方法，能有效地纠正与雌激素分泌不足有关的健康问题。骨质疏松症是严重威胁绝经后妇女健康的代谢性骨病，有人报道25％～40％的绝经妇女存在自发性骨折，其原因与绝经后雌激素缺乏引起的骨质疏松症和非外伤性骨折有关。由于雌激素水平下降而导致骨代谢加速，使骨吸收大于骨形成，骨密度降低，并随着绝经后年龄增长，骨质丢失越多，即发生骨质疏松症，除出现腰背疼痛，脊椎骨压缩引起身材变矮、驼背及行走困难外，还会发生自发性骨折，大大影响生活质量，如能在较早期或长期应用雌激素替代治疗，补充体内缺乏的雌激素，就可有效地预防骨质丢失，减少骨质疏松症和自发性骨折的发生。

● 性激素分哪几类?

性激素包括雌激素、孕激素和雄激素。目前3种激素都有天然和合成的制剂应用于临床。天然的激素比合成的激素对肝脏影响小，较符合生理，也便于监测。性激素的分类和选择如下:

（1）雌激素

雌激素包括雌酮（E_1）、雌二醇（E_2）、雌三醇（E_3）。体内活性最强的是雌二醇，其次是雌酮，最弱的是雌三醇。雌二醇的药物产品如乙炔雌二醇活性强，小剂量就可以缓解患者更年期综合征症状，但不宜长期和大量使用；已炔雌三醇环戊醚即临床常用的尼尔雌醇，其雌激素活性较强且长效，应用较为广泛。临床应用首选天然雌激素，如结合雌激素、戊酸雌二醇、雌三醇等。

（2）雄激素

雄激素包括睾酮（T）、雄烯二酮（A）、双氢睾丸酮（双氢T）、去氧表雄酮（DHEA）等。

（3）孕激素

天然的孕激素是指孕酮，合成的孕激素有两种，一种有较强的抗雌激素作用，如醋甲孕酮（安宫黄体酮）、醋甲地孕酮（妇宁）和醋酸环丙孕酮等；另一种有不同程度的雌激素活性，常用的有炔诺酮（妇康）及左旋18甲诺酮。使用上优先选用天然孕酮及17α-羟孕酮衍生物，如醋甲孕酮（安宫黄体酮）。

● 为什么使用雌激素治疗骨质疏松症？

雌激素降低是绝经后骨质疏松症与骨折的主要原因之一。雌激素替代疗法是治疗绝经后骨质疏松的基本方法，主要用于低骨量及绝经后骨钙快速流失，以及有骨质疏松发生的高危因素者，其可以抑制骨吸收，防止骨钙流失，促进降钙素的分泌，增加肠钙吸收率，促进骨的形成，同时又可以降低骨折的风险。据流行病学的研究证明，使用雌激素6年或更长时间的妇女比从来不用雌激素的妇女、其骨折风险下降50%～60%。早在20世纪40年代有学者提出用雌激素可防治骨质疏松。

通常妇女到了45～55岁，卵巢不能合成性激素而导致妇女的绝经，卵巢合成的性激素主要有三种：雌激素、孕激素与雄激素。绝经后孕激素消失，雌激素显著减少。雌激素减少后，骨转换过快，造成骨量迅速流失。骨量减少的速度与体内雌激素降低水平同步，在绝经后5年内最为明显，一般在绝经后5～10年内逐渐出现骨质疏松症。

雌激素有促进降钙素分泌，并对破骨细胞的活性有抑制作用。雌激素分泌不足，破骨细胞过于活跃，这是绝经后发生骨质疏松的主要原因。另一方面，雌激素分泌不足，使骨骼对甲状旁腺素的敏感性增加，促使骨的吸收与崩解。同时使肾脏羟化维生素D功能障碍，$1, 25（OH）_2D_3$生成减少，抑制肠钙的吸收，骨矿含量减少，导致骨质疏松。雌激素还可以直接作用于成骨细胞的受体，提高成骨细胞的功能，使骨量增加。雌激素缺乏可使骨吸收与骨形成的偶联遭受破坏。

一旦明确需要用雌激素替代疗法治疗者，应争取早日治疗，即绝经后立即使用，至少要持续使用5～10年，甚至更长时间。在绝经后3年内开始使用雌激素，可使丢失骨量得以恢复，绝经后6年才开始使用雌激素，可以防止骨量的进一步丢失，或可以减缓骨钙流失的速度。

❂ 哪些人需要用雌激素治疗骨质疏松症?

（1）用于治疗绝经后妇女，骨钙快速流失者与有骨质疏松发生的高危因素者。

（2）围绝经期妇女出现低骨量，骨密度低于正常成年妇女1～2个标准偏差（SD）者。

（3）卵巢功能早衰或人工绝经者，如手术切除双侧卵巢者。

（4）先天性卵巢功能发育不全或继发下丘脑-垂体促性腺功能低下，如运动性闭经、神经性厌食、高泌乳素血症等。

（5）瘦小型妇女或有骨质疏松家族病史者。

◎ 哪些人不适宜用雌激素治疗？

（1）雌激素依赖性肿瘤，如有或怀疑有子宫内膜癌、乳腺癌患者。

（2）雄激素可能促生长的肿瘤，如肝、肾肿瘤、黑色素瘤等。

（3）孕激素可能促生长的肿瘤，如脑膜瘤等。

（4）血卟啉症。

（5）结缔组织病，如红斑狼疮、骨硬化症等。

（6）严重肝、肾功能障碍、以及不明原因的阴道出血等。

（7）心血管或脑血管疾病，如血栓性静脉炎、血栓栓塞等。

（8）对患有子宫内膜异位症、子宫肌瘤、高血压、糖尿病、严重缺血性心脏病、偏头痛、癫痫、严重的乳腺纤维瘤、严重胆囊疾病、慢性肝病，以及有乳腺癌家族史者，经权衡利弊后，可在医师的指导与监测下谨慎使用。

◎ 常用雌激素药物有哪些？

目前常用的雌激素有结合雌激素（倍美力）、尼尔雌醇（维力安）、替勃龙（利维爱）、雌二醇（诺坤复）、盖福润、戊酸雌二醇、选择性雌激素受体调节剂、经皮肤或阴道黏膜吸收的雌激素制剂等。

结合雌激素

【商品名】倍美力。

【药理作用】雌激素对女性生殖系统和第二性征的发育及维持有非常重要的作用。雌激素通过直接作用使子宫、输卵管和阴道生长发育。雌激素与其他激素，如脑垂体激素和黄体酮，共同通过促进乳腺管生长、基质发育和脂肪合成使乳房增大。雌激素与其他激素有错综复杂的相互关系，尤其是与黄体酮，在排卵周期和妊娠过程中，可影响脑垂体促性腺激素的释放。雌激素有助于骨骼成形，维持女声及保持泌尿生殖器结构的弹性。雌激素可促使长骨骨骺发生变化，从而影响青春期生长和结束，并使乳晕和阴道色素沉着。

对97%的心血管疾病低危白种人群中进行的临床研究结果表明，倍美力可明显增加HDL–C，并明显减少LDL–C。

【适应证】

（1）治疗中、重度与绝经相关的血管舒缩症状。

（2）治疗外阴和阴道萎缩。

（3）预防和控制骨质疏松症。当仅为预防和控制骨质疏松症，应仅在有明显骨质疏松危险的妇女，并且被认为不适合非雌激素疗法者才考虑使用。

（4）治疗因性腺功能减退、去势或原发性卵巢功能衰退所致的雌激素低下症。

（5）治疗适当选择的女性和男性转移性乳腺癌（仅作症状缓解用）。

（6）治疗晚期雄激素依赖性前列腺癌（仅作症状缓解用）。

【用法用量】

（1）治疗中、重度与绝经相关的血管舒缩症状和/或外阴和阴道萎缩

当仅为了治疗外阴和阴道萎缩症状，应考虑阴道局部用药的产品。应该给患者使用最低的有效剂量。通常宜每日0.3mg倍美力开始，随后剂量的调整要根据患者个体反应，医生应该定期对药物剂量进行重新评价，决定治疗是否仍然必要。

根据患者个体情况及医疗需要，倍美力治疗可以采用不间断用药或周期性用药方案（如服药25天，随后停药5天的疗法）。

（2）预防和控制骨质疏松症

当仅为了预防和控制骨质疏松症，应仅在有明显骨质疏松危险的妇女和被认为不适合非雌激素疗法的妇女才考虑使用。应该给患者进行最低的有效剂量治疗，通常宜从每日0.3mg倍美力开始，随后的剂量要基于患者个体临床反应和骨矿物质密度的反应进行调整。剂量应该由医生定期进行评价，决定治疗是否仍然必要。

根据患者个体情况及医疗需要，倍美力可以采用不间断的连续疗法，或者周期性用药方案（如服药25天，随后停药5天的疗法）。

（3）治疗因性腺功能减退、去势或原发性卵巢功能衰退所致的雌激素低下症

女性性腺功能减退：每天0.3mg或0.625mg，周期性服用（如服药3周停药1周）。根据症状的轻重程度和子宫内膜的反应进行剂量调整。

对因女性性腺功能减退引起的青春期延迟的临床研究中，用0.15mg的低剂量就可诱导乳房发育。在6～12个月的间期，剂量可以逐渐上调，直至达到适当骨龄增加和骨骺闭合。已有数据提示，配合序贯使用孕激素，长期服用0.625mg的倍美力，足以产生人工周期，并可在骨骼成熟后保持骨矿物质密度。

去势或原发性卵巢功能衰退：每天1.25mg，周期性服用。根据症状严重程度和患者的反应，上下调整剂量。为保持疗效，可将剂量调整到有效控制病情的最低剂量。

（4）治疗适当选择的女性和男性转移性乳腺癌患者（仅用于缓解症状）

建议每天3次，每次1.25mg，疗效可根据磷酸酶检测结果和患者症状的改善情况来判断。

患者应该定期接受医师的评估，以决定继续对症治疗的必要性。

【禁忌证】

（1）诊断不明的生殖器官异常出血。

（2）已知、怀疑或曾患乳腺癌，除适当选择的正在进行转移性乳腺癌治疗的患者。

（3）已知或怀疑雌激素依赖的新生物（肿瘤如子宫内膜癌和子宫内膜增生）。

（4）活动性深静脉血栓、肺栓塞或有此类病史。

（5）活动性或新近发生的（如过去一年内）动脉血栓栓塞性疾病（如中风和心肌梗死）。

（6）肝功能检查不能恢复到正常的肝功能不全或肝脏疾病。

（7）倍美力不能用于已知对其成分有超敏反应的病人。

（8）已知或怀疑妊娠。倍美力不能用于孕妇。

【药物相互作用】

（1）加速了凝血酶原时间，部分促凝血酶原激酶时间和血小板凝集时间；升高了血小板计数；增加了Ⅱ因子、Ⅶ因子抗原，Ⅷ因子抗原，Ⅷ因子凝集活性，Ⅸ、Ⅹ、Ⅻ、Ⅶ-Ⅹ因子复合物，Ⅱ-Ⅶ-Ⅹ因子复合物，β血小板球蛋白；降低了抗Xa和抗凝血酶Ⅲ水平，降低了抗凝血酶Ⅲ活性；增加了纤维蛋白原和纤维蛋白原活性；增加了纤溶酶原抗原和活性。

（2）增加的甲状腺结合球蛋白（TBG）可使循环中总甲状腺激素增加，后者用蛋白结合碘（PBI）测定，增加了T_4水平（用放射免疫法）或T_3水平（用放射免疫法测定）。而T_3树脂摄取下降，反映TBG升高。游离T_3和游离T_4浓度则未变。

（3）血清中其他结合蛋白，即皮质类固醇结合球蛋白（CBG）和性腺激素结合球蛋白（SHBG）可能升高，分别使循环中皮质类固醇和性类固醇升高。游离和具生物学活性的激素浓度不变。其他血浆蛋白亦可能升高（血管紧张素原/肾素底物，$α_1$抗胰蛋白酶，血浆铜蓝蛋白）。

（4）HDL和HDL-2浓度升高，LDL-胆固醇浓度降低，TG水平升高。

（5）葡萄糖耐量降低。

（6）对美替拉酮试验反应下降。

（7）血清中叶酸盐浓度下降。

【不良反应】

（1）泌尿生殖系统

阴道出血形式改变、异常撤退性出血、出血改变，突破性出血，点状出血，子宫平滑肌瘤体积增大；阴道念珠菌病；宫颈分泌物量的改变。

（2）乳房

触痛，增大。

（3）胃肠道

恶心，呕吐，腹绞痛，腹胀，胆汁郁积性黄疸，胆囊疾病发生率增加，胰腺炎。

（4）皮肤

停药后黄褐斑或黑斑病持续存在，多形红斑；红斑结节，红斑疹，头发脱落，妇女多毛症。

（5）心血管

静脉血栓栓塞，肺栓塞。

（6）眼

角膜弯曲度变陡，对隐形眼镜耐受性下降。

（7）中枢神经系统

头痛，偏头痛，头晕，精神抑郁，舞蹈病。

（8）其他

体重增加或减轻，糖耐量下降，卟啉症加重，水肿，性欲改变。

【规格】片剂：0.625mg。

替勃龙

【商品名】利维爱。

【药理作用】本品能够稳定妇女在更年期卵巢功能衰退后的下丘脑-垂体系统，这一中枢作用是本品所具有的多种激素特性的综合结果，即本品兼有雌激素活性、孕激素活性及弱雄激素活性。

本品口服后迅速代谢成三种化合物导致其药理作用的发生。3α-OH及3β-OH代谢物主要具有雌激素活性，△4-异构体和母体化合物主要具有孕激素和雄激素活性。本品具有明显的组织特异性作用，在骨、大脑的体温中枢（潮热）和阴道表现为雌激素作用；在乳房组织表现为明显的孕激素和抗雌激素作用；在子宫内膜表现为微弱的雄激素和孕激素作用。

本品在每天口服2.5mg剂量时，能够抑制绝经后妇女的促性腺激素水平和抑制生育期妇女的排卵。此剂量刺激绝经后妇女的内膜。仅有极少数病人出现轻度增殖；其增殖的程度并不随着服药时间的延长而增加。同时也观察到本品对阴道黏膜的刺激作用。

同样剂量的本品具有抑制绝经后妇女骨丢失的作用。对绝经期症状，特别是血管舒缩症状，如潮热、多汗等均有明显缓解。

【适应证】治疗妇女自然绝经和手术绝经所引起的低雌激素症状。对于所有患者，应根据对患者的总体风险评估情况决定是否处方本品治疗，对于60岁以上的病人，尚应考虑脑卒中的风险。

【用法用量】一次1片，一日1次，老年人不必调整剂量，应用水或其他饮料冲服。最好每天在同一时间服用。

服用替勃龙开始或维持治疗绝经症状，应使用最小剂量持续最短时间。

服用替勃龙治疗不应加用孕激素。

★起始治疗

自然绝经的妇女应在末次月经至少12个月后开始服用替勃龙治疗。如为手术绝经，可以立即开始服用替勃龙治疗。

在继续或停用HRT（激素替代治疗）期间，出现任何不明原因的不规则阴道出血均应查明原因，排除恶性肿瘤后，再开始服用替勃龙治疗。

★从HRT制剂序贯联合治疗或连续联合治疗转换

如果从序贯联合治疗转换为替勃龙治疗，应从完成先前治疗方案后一天开始治疗。如果从连续联合HRT制剂转换，则随时可开始服用替勃龙治疗。

★漏服

如果未超过12小时，应尽快补服漏服剂量；如已超过12小时，则忽略漏服剂量，正常服用下一剂量。漏服会使出血和点滴出血的可能性升高。

【禁忌证】

（1）怀孕期和哺乳期妇女禁用。

（2）原已确诊乳腺癌或怀疑乳腺癌。

（3）已确诊或怀疑雌激素依赖性恶性肿瘤（如子宫内膜癌）。

（4）不明原因的阴道出血。

（5）未治疗的子宫内膜增生。

（6）先天的或新近的静脉血栓（深静脉血栓、肺栓塞）。

（7）活动的或近期的动脉血栓性疾病（如心绞痛、心肌梗死、脑卒中或短暂性脑缺血发作（TIA）。

（8）急性肝脏疾病，或有肝脏疾病史，肝功能实验室检查未恢复正常者。

（9）已知对替勃龙或片剂中其他成分过敏者。

（10）卟啉症。

【药物相互作用】由于替勃龙可升高纤维蛋白溶解的活性，可能会使抗凝剂的作用增强。这种效果已通过与华法林合用证实。因此，同时使用替勃龙和华法林应给予监测，尤其在开始或停止合用替勃龙治疗时，根据检测结果调整华法林剂量。

体内研究表明，同时使用替勃龙会中等程度影响细胞色素P450 3A4底物咪达唑仑的药代动力学。基于此种结果，估计本品与其他CYP3A4底物有相互作用，但是，临床相关性则取决于合用底物的药理和药代性质。

【不良反应】

（1）胃肠道

下腹痛。

（2）生殖系统和乳房

乳房不适、乳头疼痛、乳腺癌、阴道真菌感染、子宫内膜壁增厚、生殖器瘙痒、阴道出血、盆腔疼痛、子宫颈异常、生殖器异常分泌物、外阴阴道炎、子宫内膜癌。

【规格】片剂：2.5mg。

雌二醇

【商品名】诺坤复。

【药理作用】

（1）促使子宫内膜增生；

（2）增强子宫平滑肌的收缩；

（3）促使乳腺导管发育增生，但较大剂量能抑制垂体前叶催乳素的释放，从而减少乳汁分泌。

（4）抗雄激素作用；

（5）降低血中胆固醇，并能增加钙在骨中的沉着。

（6）可从胃肠道和皮肤吸收，但口服易被破坏，因此主要采用肌注和外用。外用时雌二醇从皮肤渗透直接进入血液循环，可避免肝脏首过代谢作用，且不损害肝功能。该品在体内代谢为活性较弱的雌酮及雌三醇，并与葡萄糖醛酸和硫酸结合后灭活，从尿中排泄。

【适应证】

（1）补充雌激素不足。常用于治疗女性性腺功能不良、双侧卵巢切除术后、萎缩性阴道炎、外阴干燥、更年期综合征如潮热、出汗和精神、神经症状等。

（2）采用雌激素治疗转移性乳腺癌，40%可以达到缓解。

（3）用以治疗晚期前列腺癌，症状明显改善，疼痛减轻，睾丸摘除后再加用雌激素治疗。

（4）防止骨质疏松，用于停经早期预防由于雌激素缺乏而引起的骨质快速丢失。

（5）治疗痤疮（粉刺），在男性可用于较重的病例，在女性可选用雌、孕激素复合制剂。

（6）白细胞减少症，用于恶性肿瘤经化疗或放疗引起的白细胞减少症，有明显升高白细胞的效果。

（7）用作事后避孕药。

【用法用量】

（1）口服雌二醇片

一日1片，如是有子宫的妇女，应加用孕激素。

（2）外用

雌二醇凝胶1.25～2.5g（含雌二醇0.75～1.5mg），一日1次，涂抹下腹部、臀部、上臂、大腿等处皮肤。

（3）肌内注射

① 功能性子宫出血：每日肌内注射4～6mg，止血后逐渐减量至每日1mg，持续21日后停用，在第14日开始加黄体酮注射，每日10mg。② 人工月经周期：于出血第5日起每日肌内注射1mg，共20日，注射第11日时起，每日加用黄体酮10mg肌内注射，两药同时用完，下次出血第5日再重复疗程，一般需用2～3个周期。

（4）贴片的用法

贴片每日释放50μg。揭去贴片上的保护膜后，直接贴在清洁干燥、无外伤的皮肤上，一般选择部位为下腹或臀部。周效片应7日换一次新的贴片，并更换贴片部位，不重复在相同皮肤部位贴片。3～4日片应贴片后3～4日换用一次，一周内用2片。连续使用4周为一用药周期，并于使用周期的后10～14日加用醋酸甲孕酮4mg，一日1次，连续10～14日。

【禁忌证】

（1）下列情况应禁用

① 妊娠期和哺乳期。全身用药可能导致胎儿畸形，阴道用药也应注意。用药后所生女婴有发生生殖道异常，罕见病例在育龄期有发生阴道癌或宫颈癌。雌二醇可经乳腺进入乳汁而排出，并可抑制泌乳，哺乳期妇女禁用。② 已知或怀疑患有乳腺癌，用来作为治疗晚期转移性乳腺癌时例外；③ 已知或怀疑患有雌激素依赖肿瘤；④ 急性血栓性静脉炎或血栓栓塞；⑤ 过去使用雌二醇时，曾伴有血栓性静脉炎或血栓栓塞史，用以治疗晚期乳腺癌及前列腺癌时例外；⑥ 有胆汁郁积性黄疸史；⑦ 未明确诊断的阴道不规则流血；⑧肝肾功能不全者；⑩雌二醇依赖型癌、子宫癌、

乳腺癌。

（2）下列疾病应慎用

① 哮喘；② 心功能不全；③ 癫痫；④ 精神抑郁，偏头痛；⑤ 肾功能不全，雌二醇可使水潴留加剧；⑥ 甲状腺疾患；⑦ 糖尿病；⑧良性乳腺疾病；⑨脑血管疾患；⑩冠状动脉疾患；⑪ 子宫内膜异位症，子宫肌瘤；⑫ 胆囊疾患或胆囊病史，尤其是胆结石；⑬ 肝功能异常；⑭ 血钙过高，伴有肿瘤或代谢性骨质疾患；⑮ 高血压；⑯ 妊娠时黄疸或黄疸史，雌二醇有促使肝损复发的危险性。

【不良反应】

（1）不常见或罕见

① 不规则阴道流血、点滴出血，突破性出血、长期出血不止或闭经；② 困倦；③ 尿频或小便疼痛；④ 严重的或突发的头痛；⑤ 行为突然失去协调，不自主的急动作（舞蹈病）；⑥ 胸、上腹（胃）、腹股沟或腿痛，尤其是腓肠肌痛，臂或腿无力或麻木；⑦ 呼吸急促，突然发生，原因不明；⑧突然语言或发音不清；⑨视力突然改变（眼底出血或血块）；⑩血压升高；⑪ 乳腺出现小肿块；⑫ 精神抑郁；⑬ 眼结膜或皮肤黄染，肝炎或胆道阻塞；⑭ 皮疹；⑮ 黏稠的白色凝乳状阴道分泌物（念珠菌病）。

（2）常见

但常在继续用药后减少：① 腹部绞痛或胀气；② 胃纳不佳；③ 恶心；④ 踝及足水肿；⑤ 乳房胀痛或（和）肿胀；⑥ 体重增加或减少。可有恶心，呕吐，乳房胀，局部疼痛，子宫内膜过度增生。本品中含乙醇成分，对皮肤无过敏，若接触黏膜部位，会出现刺激现象。

【注意事项】皮肤涂抹或使用贴片时：① 勿涂抹或贴在乳房或外阴。② 患有皮肤病和皮肤过敏者不宜使用。③ 应注意贴片脱落。不宜在热水盆浴浸泡时间过长，避免直接搓擦贴片部位皮肤，脱落后应换新片。贴用时间与脱落片时间一致，按原定日期换片。

【给药说明】

（1）应与孕激素联合应用，以对抗单纯雌激素引起的子宫内膜过度增生而导致腺癌。联合应用方法有两种：① 序贯连续应用。② 联合连续应用。绝经时间较短的妇女可用第一种方法，绝经较久的妇女可用后一种方法以减少前一种方法引起的子宫周期性出血。

（2）雌二醇凝胶使用时间最好在每日早晨或晚间沐浴后，涂药后稍等片刻，等药物干后再穿内衣。

【规格】

（1）雌二醇片：1mg。

（2）微粒化17β雌二醇片：1mg；2mg。

（3）苯甲酸雌二醇注射液：1ml∶1mg；1ml∶2mg。

（4）雌二醇凝胶：0.06%（1g凝胶含雌二醇0.6mg）。

（5）雌二醇控释贴片：：① 周效片：4.0cm×2.6cm含2.5mg；② 3～4日效片：4.0cm×2.6cm含4mg。

戊酸雌二醇

【商品名】补佳乐。

【药理作用】戊酸雌二醇为天然雌二醇的戊酸盐，具有雌二醇的药理作用，能促进和调节女性生殖器官和副性征的正常发育。

【适应证】

（1）补充雌激素不足，如闭经后骨质疏松症、萎缩性阴道炎、女性性腺的功能不良、外阴干枯症、绝经期血管舒缩症状、卵巢切除、原发卵巢衰竭等。

（2）晚期前列腺癌（乳腺癌、卵巢癌患者禁用）。

（3）与孕激素类药合用，能抑制排卵，可作避孕。

【用法用量】

口服给药。剂量根据个体调整，一般每日1片。

（1）根据临床情况，调整个体所需的剂量：一般而言，出现乳房发胀，易激惹的感觉表明剂量太高。如果选择的剂量尚未缓解雌激素缺乏的症状，必须增加剂量。

（2）戊酸雌二醇片1mg可以根据下面的治疗方案给药。

① 间断治疗（周期性）连续20～25天后，中断所有治疗5～6天，在这一间期内将会发生撤退性出血。

② 连续性，无任何治疗中断。

（3）对于做过子宫切除手术的妇女，如果在停药间期内出现雌激素缺乏症状的再次显著的反跳，提示可能适于给予连续性、非周期性的治疗。

（4）对于没有切除子宫的妇女，每个周期必须加用至少12天的孕激素治疗，以防止出现雌激素引起的子宫内膜过度增生。

（5）使用孕激素的序贯治疗必须按照下列方案进行。

① 如果以连续方式给予治疗，推荐每月至少服用12天的孕激素。

② 如果以间断方式给予治疗，至少在雌激素治疗的最后12天内给予孕激素治疗。这样，在每个周期的停药间期内，不给予任何激素治疗。

（6）在两种情况下，孕激素治疗停止后可能发生出血。应该定期（每6个月）进行利弊权衡再评估，以便在需要时调整或放弃治疗。

① 在整个戊酸雌二醇片1mg治疗期间。

② 由其他激素治疗转换到戊酸雌二醇片1mg。

③ 或遵医嘱。

【禁忌证】见"雌二醇"。

【药物相互作用】

（1）与抗凝药同用时，戊酸雌二醇可降低抗凝效应，必须同用时，应调整抗凝药用量。与卡马西平、苯巴比妥、苯妥英钠、扑米酮、利福平等同时使用，可减低戊酸雌二醇的效应，这是由于诱导了肝微粒体酶，增快了戊酸雌二醇的代谢所致。

（2）与三环类抗抑郁药同时使用，大量的戊酸雌二醇可增强抗抑郁药的不良反应，同时降低其应有的效应。与抗高血压药同时用，可减低抗高血压的作用，降低他莫昔芬的治疗效果，增加钙剂的吸收。

【不良反应】

（1）不常见或罕见的不良反应

① 不规则阴道流血、点滴出血、突破性出血、长期出血不止或闭经；② 困倦；③ 尿频或小便疼痛；④ 严重的或突发的头痛；⑤ 行为突然失去协调，不自主的急动作（舞蹈病）；⑥ 胸、上腹（胃）、腹股沟或腿痛，尤其是腓肠肌痛，臂或腿无力或麻木；⑦ 呼吸急促，常常突然发生，原因不明；⑧ 突然语言或发音不清；⑨ 视力突然改变（眼底出血或血块）；⑩ 血压升高；⑪ 乳腺出现小肿块；⑫ 精神抑郁；⑬ 眼结膜或皮肤黄染，肝炎或胆道阻塞；⑭ 皮疹；⑮ 黏稠的白色凝乳状阴道分泌物（念珠菌病）。

（2）较常发生，但常在继续用药后减少

① 腹部绞痛或胀气；② 胃纳不佳；③ 恶心；④ 踝及足水肿；⑤ 乳房胀痛或（和）肿胀；⑥ 体重增加或减少。可有恶心，头痛，乳房肿胀。

【规格】片剂：1mg。

◎ 维力安是什么制剂？怎样使用？

维力安，通用名是尼尔雌醇，是合成的雌三醇长效衍生物戊炔雌醇，又称17α-炔雌三醇-3环戊醚。它在体内主要是通过酶的作用醚解成乙炔雌三醇，然后逐渐从尿中排泄。血浆半衰期为20小时。

尼尔雌醇能抑制过高的骨转换，有效预防绝经后骨钙的过快流失。其用法是每2周口服1次，每次1~2mg。连用3~6个月后可加用孕激素。部分病人可出现白带增多、乳房胀、恶心、头痛、腹胀等。除突破性出血量过多时需停药外，一般不需停药。少数病人可出现撤药性阴道出血。

◎ 选择性雌激素受体调节剂分哪几类？

根据化学结构的不同，可以将选择性雌激素受体调节剂（SERMs）分以下几类。

（1）三苯乙烯类

该类化合物以他莫昔芬为代表，它们是第一代雌激素受体调节剂。他莫昔芬在乳腺组织内表现为雌激素受体（ER）拮抗剂，而在骨组织、心血管系统和子宫细胞中表现为ER激动剂。他莫昔芬主要用于治疗乳腺癌，同时还能降低血浆胆固醇、增加骨密度。但他莫昔芬对子宫细胞有刺激作用，长期使用易导致子宫内膜癌。此外，它还能导致静脉血栓、血管舒张（如热潮红）等不良反应。这一类化合物还有托瑞米芬、艾多昔芬、米普昔芬和屈洛昔芬等，它们与他莫昔芬的作用相似，主要用于治疗乳腺癌和骨质疏松。其中化合物7为3-羟基他莫昔芬，由于在其母核的一端有一个羟基，所以它与ER的亲和性要大于他莫昔芬。

（2）苯并噻吩类

该类化合物以雷洛昔芬为代表，是第二代SERMs。雷洛昔芬在乳腺和子宫细胞中为ER拮抗剂，而在骨组织、心血管系统中为ER激动剂。虽然使用雷洛昔芬作为治疗乳腺癌的药物对子宫没有刺激作用，但它的临床效果并不是非常显著（雷洛昔芬的临床效果为33%，而他莫昔芬为44%。因此，雷洛昔芬并没有用于治疗乳腺癌，而主要用于防治妇女绝经后骨质疏松。此外雷洛昔芬对心血管系统有良好作用，可降低冠心病的发生率。但雷洛昔芬可导致发热潮红、腿部抽筋、头疼和体重增加等不良反应。属于此类的化合物还有arzoxifene，主要用于防治骨质疏松，同时它还可以降低乳腺癌的发生率。

（3）苯并吡喃类

该类化合物以左美洛昔芬为代表，它是作为治疗和预防妇女绝经后骨质疏松而开发的药物，但它可导致子宫内膜增生、子宫脱垂和尿失禁等不良反应，因此，对它的研究停止于Ⅲ期临床。另一个该类化合物是

EM2800，它可以阻止骨量减少、降低血浆胆固醇和甘油三酯水平。

◎ 选择性雌激素受体调节剂有哪些优点？

选择性雌激素受体调节剂用于预防和治疗绝经后妇女骨质疏松症，其特点是在骨组织、心血管系统发挥与激素类似的作用，但对其他组织如乳腺、子宫都没有影响。其作用是增加骨量，降低骨折风险，改善脂质代谢，在保护骨骼的同时提供心脏血管保护的益处，不刺激乳腺组织和子宫内膜，可降低乳腺癌风险，不引起子宫内膜增生，不增加子宫内膜癌和卵巢癌发生的风险。雷洛昔芬是第一个被美国FDA批准用于预防和治疗绝经后妇女骨质疏松症的药物。

◎ 雷洛昔芬有哪些作用？

雷洛昔芬为一种选择性雌激素受体调节剂，对雌激素作用的组织有选择性的激动或拮抗活性。它是一种对骨骼和部分对胆固醇代谢（降低总胆固醇和LDL-胆固醇）的激动剂，但对下丘脑、子宫和乳腺组织无作用。

（1）对骨骼的作用

在绝经后骨质疏松妇女中，雷洛昔芬可以降低椎体骨折的发生率，保持骨量和增加骨矿盐密度。

① 骨折的发生率：在一项平均年龄为66岁，患有骨质疏松症或伴有已存在骨折的骨质疏松症的7705名绝经后妇女参加的研究，雷洛昔芬治疗3年椎体骨折的发生率分别降低47%和31%。

② 骨矿盐密度（BMD）：雷洛昔芬每日1次的效果对年龄达60岁的有或没有子宫的绝经后妇女中进行了为期2年的观察，妇女的绝经年限为2~8年。三项研究包括1764名绝经后妇女使用雷洛昔芬加钙或钙加安慰剂治疗。这些研究中有一项受试妇女以前进行过子宫切除术。与安慰剂相比，雷洛昔芬使髋部和脊柱骨密度和全身骨量显著增加。与安慰剂比较骨

密度一般增加2%。治疗组的骨密度也有类似增加。

③钙动力：雷洛昔芬与雌激素对骨重建和钙代谢的作用相似。雷洛昔芬每日60mg使骨吸收降低的同时使钙平衡正向转移，使尿钙的丢失减少。

④组织计量学（骨质量）：一项雷洛昔芬与雌激素的对比研究发现经两种药物治疗的骨组织学正常，未出现矿化缺陷和骨髓纤维化。

雷洛昔芬降低骨吸收；对骨的作用表现为血清和尿的骨转换标志物水平下降，放射性钙动力研究提示骨吸收降低，BMD增加和骨折发生率降低。

（2）对脂代谢和心血管危险因素的影响

临床研究表明雷洛昔芬每日60mg能显著降低总胆固醇（3%～6%）和LDL胆固醇（4%～10%）。妇女的基础胆固醇水平最高者降低的幅度最大。HDL胆固醇和甘油三酯水平无明显变化。经过3年雷洛昔芬治疗使纤维蛋白原降低（6.71%）。

雷洛昔芬治疗静脉血栓栓塞事件的相对危险度与安慰剂比较为2.32（CI1.26，4.26）与雌激素或性激素替代治疗比较相对危险度为1.0（CI0.3，6.2）。治疗的最初4个月血栓栓塞性疾病的危险性最大。

（3）对子宫内膜的影响

临床研究中，雷洛昔芬对绝经后子宫内膜无刺激作用，与安慰剂比较，雷洛昔芬与不伴有点状出血或经血或内膜增生。所有的剂量组约对831名妇女进行了3000次经阴道超声检查。雷洛昔芬治疗妇女子宫内膜厚度保持不变，与安慰剂组无区别。治疗3年后经阴道超声判断子宫内膜厚度增加至少5mm，在221名雷洛昔芬60mg/日治疗妇女的发生率为1.9%，在219名安慰剂治疗组为1.8%。雷洛昔芬和安慰剂治疗组报告子宫出血的发生率无差异。

使用雷洛昔芬60mg/日治疗6个月所有病人的子宫内膜活检未见增生。此外一项使用日推荐剂量2.5倍的研究中也未见到内膜增生和子宫体积增大。

骨质疏松症治疗研究的3年中对受试者（1781名患者）每年进行子宫内膜厚度评价，经过3年的治疗，雷洛昔芬组子宫内膜的厚度与基线时比较无改变。雷洛昔芬和安慰剂组比较妇女发生阴道出血和阴道分泌的发生率无差别。

雷洛昔芬治疗妇女因子宫脱垂需要外科干预者不比安慰剂组多。

雷洛昔芬治疗3年，子宫内膜和卵巢癌的危险性未见增加。绝经后妇女经雷洛昔芬治疗3年良性子宫内膜息肉的发生率为0.7%，而安慰剂治疗组为0.2%。

（4）对乳腺组织的作用

雷洛昔芬对乳腺组织无刺激作用。所有安慰剂对照研究，雷洛昔芬发生乳腺症状的频率和严重程度均与安慰剂组无差别（无肿胀、压痛和乳腺疼痛）。

在雷洛昔芬的临床研究中有12000名病人参加，多数患者治疗至少42个月，发生新诊断乳腺癌的相对危险性明显减低，对几项研究合并分析表明雷洛昔芬治疗的绝经后妇女比安慰剂下降64%（RR0.36，CI0.20，0.65）。侵袭性雌激素受体（ER）阳性的乳腺癌的发生的总体危险性降低80%（RR0.20，CI 0.09，0.41）。雷洛昔芬对ER阴性的乳腺癌的危险性无影响。这些观察支持雷洛昔芬对乳腺组织无内在的雌激素刺激活性。雷洛昔芬对乳腺癌的长期作用不详。

❂ 服用雷洛昔芬应注意哪些问题?

（1）雷洛昔芬可增加静脉血栓栓塞事件的危险性，对任何原因可能造成静脉血栓事件的病人均需考虑危险与益处的平衡。雷洛昔芬对一些因疾病或其他情况而需要长时间制动的病人应停药。在出现上述情况时立即或在制动之前3天停药。直到上述情况消失或病人可以完全活动才能再次开始使用雷洛昔芬。

（2）雷洛昔芬不会引起子宫内膜增生症。雷洛昔芬治疗期间的任何子宫出血都属于意外并应及时请专家做全面检查。雷洛昔芬治疗期间最常见的子宫出血的原因是内膜萎缩和良性内膜息肉。

（3）雷洛昔芬主要在肝脏代谢，在肝功能不全的妇女中的安全性和有效性未得到进一步的评价以前，此药不被推荐用于这类病人。如发现血清总胆红素、谷氨酰转肽酶、碱性磷酸酶、谷丙转氨酶和谷草转氨酶在治疗中有升高，就应严密监测。

（4）部分临床资料提示在那些伴发因口服雌激素造成的高脂血症的病人中，雷洛昔芬可能会引起其血清二酰甘油水平的进一步上升。因此当有此类病史的病人使用雷洛昔芬时应监测血清三酰甘油的水平。

（5）雷洛昔芬不适用于男性患者。

❂ 使用雌激素应注意哪些问题?

（1）雌激素治疗骨质疏松，容易产生女性生殖器官的刺激症状，如白带增多，乳房肿胀、乳房疼痛，子宫不规则出血等。其发生率约为10%～20%。长期使用有提高乳腺癌、子宫内膜癌发生率的可能。其危险性可随用药时间与药物剂量的增加而增加，故采用雌激素替代疗法应在医师的指导下进行，并定期进行妇科检查与生化检测。

（2）雌激素与雄激素或孕激素联合使用，可减少发生子宫内膜癌的危险性，与钙剂或维生素D等合用，可减少雌激素的剂量，既可通过药物的协同作用，提高对骨质疏松症的治疗效果，又可减少雌激素的副作用。

（3）使用雌激素治疗要因人而异，要尽量采用低剂量。剂量过大，诱发其他疾病的危险性也随之增加，但剂量过小则不能起到减少骨矿物流失与防治骨质疏松的作用。

（4）雌激素与孕激素使用，可增加骨形成，降低骨吸收，以达到正钙代谢的平衡，并可使乳腺癌与子宫内膜癌的发生率明显下降。

❂ 使用雌激素治疗怎样进行监测？

因为雌激素替代治疗有其适应证、禁忌证，每个人个体雌激素缺乏的差异，对雌激素吸收、利用、代谢能力均不同，雌激素替代的治疗制剂、剂量、方案的选择都要因人而异。因此需要随访疗效及不良反应，以酌情调整药物，进行患者指导宣传，避免不良反应。一般每4~8周随访1次。长期应用雌激素替代治疗者如无特殊情况，可半年到1年随访1次。同时应注意：定期妇科和乳腺检查，定期阴道B超检查，定期骨密度检查，如果反复阴道出血宜减量或停药等。

❂ 治疗骨质疏松症为何使用孕激素？

孕激素类药，常用的有黄体酮，也有合成孕激素安宫黄体酮、甲地孕酮、醋酸环丙孕酮等。孕激素与雌激素制剂合用，可增加骨形成，维持低的骨吸收以达到正钙平衡。长期使用雌激素发生子宫癌、乳腺癌的危险性高，但与黄体酮合用可减少癌症发生率。

❂ 治疗骨质疏松症为何使用雄激素？

男性自10岁起血中睾酮浓度逐渐升高，青春期达高峰，此后一段时间维持相对稳定，40~50岁后开始下降，65岁以后下降更明显。动物实验证实，雄性大鼠去势后28周，出现睾酮水平骤降至低水平，骨量降低，骨生物学性能受损，骨小梁疏松、变细。Stepan等对12例睾丸切除病人长期随访，发现腰椎骨密度呈进行性减低，生化检查提示骨吸收明显增强。多项研究已证实随年龄增加而发生的骨丢失及骨折与睾酮水平下降密切相关。

在成骨细胞表面存在雄激素受体，并已证实雄激素是通过与其受体结合而影响成骨细胞功能的。其可促进成骨细胞增生、合成与分泌各种细胞因子，产生骨基质蛋白。

◎ 常用的雄激素制剂有哪些?

常用雄激素制剂有:

甲睾酮(甲基睾丸素)可用于治疗骨质疏松症与子宫内膜异位症,每日口服或舌下含服5mg,可连续服用3～6个月。男性雄激素缺乏症开始时每日30～100mg,维持量为每日20～60mg。

丙酸睾丸素可用作老年性骨质疏松症的治疗,每次肌注25mg,每周2～3次,连续治疗3～6个月。

应用雄激素可引起女性男性化,如座疮、多毛、闭经、乳腺退化、性欲改变、声音变粗等,也可出现黄疸、肝脏损害、头昏等不良反应,一旦发现上述不良反应,应及时停药。也有可能出现过敏反应,也应及时停止治疗。对肝、肾功能不全者应慎用,前列腺癌患者、孕妇及哺乳期妇女不宜使用。

另外还可选用苯丙酸诺龙(多乐宝灵)、羟甲烯龙(康复龙)、司坦哆醇(康力龙)等雄激素经结构改造后的衍生物,该类药物的雄激素活性得以减弱,而蛋白同化作用得以保留,具有使钙、磷沉积,促进骨组织生长的作用,而妇女使用后,男性化的体征可得以遏制。但该类药物长期使用后可引起黄疸及肝功能障碍,也可使水钠潴留而引起水肿,故宜在医师的指导下应用。本品不宜用于前列癌患者及孕妇。肝功能不全者要慎用。

◎ 骨质疏松症患者为什么要补钙?

钙是人体内含量最为丰富的一种无机元素之一,成年时可达1000～1200g,约占体重的2%。钙的99%存在于骨与牙齿中,以支撑人体,咬切磨碎食物与协助发音。仅1%的钙分布于血液与多种组织中,起调节神经、肌肉的正常兴奋,血液循环与凝固作用,同时可调节体内多种激素的分泌,增强许多酶的活性,维持体内的酸碱平衡。在正常情况下,钙代谢处于恒定状况,钙的吸收与释放是平衡的,不断完成骨的更新。当钙缺乏时，首先要动用骨中的钙，故极易造成骨钙的流失，在儿童易发生佝偻病，在成人则可导致骨质疏松。

一般健康成人每天约需补充钙600～800mg，才能维持正常的骨钙量。当骨钙量正常才可以抑制甲状旁腺分泌甲状旁腺素。但一般饮食中钙的摄取量不足600mg，故在正常情况下，成人的钙代谢呈负平衡或零平衡，特别是老年人。如果老年人不能从食物中摄取足够的钙，就必须每餐补充钙制剂。故此补钙是防止骨钙流失的首选制剂。

◉ 不同年龄段的人每天需摄入多少钙?

儿童时期由于生长发育的需要，骨骼需要大量钙才能使钙代谢得以平衡。婴幼儿因胃肠功能不完善，对钙的吸收不充分，净吸收率往往只有50％，因此，每日需摄入钙总量约为400～600mg。3岁以后可逐步增加至每日800mg。10岁以后可增加至1000～1200mg。成年以后，由于骨骼的生长发育基本完成，骨转换趋于稳定，骨的吸收与形成趋于平衡。为了保持骨钙的相对平衡与稳定，只要摄入与排出量相当的钙就可以保证正常的骨钙代谢，一般维持在600～800mg即可。但随着年龄的增长，钙的摄入与排出出现负平衡，特别是绝经后妇女，由于雌激素水平下降，骨吸收明显增快，肠钙的吸收率明显下降，尿钙排出量增加，致使骨钙大量流失，这时应建议增加钙的摄取量，一般要在1000mg以上，才能纠正负钙平衡，孕妇、产妇除了维持自身的钙平衡外，还要保证胎儿、婴儿钙的补充，故要求每日摄入钙的总量应在1000～1500mg之间。

◉ 服用钙剂应注意哪些问题?

（1）人体对钙的吸收有一个阈值，体内不能吸收与贮藏过量的钙，故单独补钙不会出现钙过剩，多余的钙会被排出。因此，要求人们要注意均衡地补钙。每日补钙应分次进行，如1000mg的钙分二次服要比一次服的吸收率可以增加30%，若分四次服用，则吸收率可提高60%，故晚上临睡前加服一次钙剂，既可以纠正血液及清晨的低血钙，又可减少因低血钙的刺激甲状旁腺分泌甲状旁腺素所引起的骨吸收。

（2）钙剂治疗骨质疏松需长期服用，应持之以恒。骨质疏松患者多数胃肠功能较弱，影响钙的吸收，故应选用对胃肠道刺激小的钙剂。对胃酸分泌正常的患者可在两餐间服用，以减少食物对钙吸收的干扰；胃酸缺乏的患者，则不宜空腹服用，应与食物同时进服，最好补充一些可溶性钙剂。

（3）慢性肾衰与甲状旁腺机能减退患者，不能使用含磷的钙剂，如磷酸氢钙等。否则血磷的升高将导致症状加重，影响骨基质的合成与矿化。

（4）对于胃酸缺乏与70岁以上的老年人，可服用现代工艺生产的、提纯的、含钙量高的中药制剂，如牡蛎、珍珠等提炼的钙制剂，以促进钙的吸收率。但要避免服用未经过提纯的骨粉、蛋壳或牡蛎中获取的钙，因其中可能含有铅及其他有毒的矿物质，以损害人体。

（5）维生素D可促进肠钙的吸收与肾脏钙的重吸收作用，促使骨矿含量增加，故钙剂宜同维生素D制剂联合使用。但长期连续大剂量服用含维生素D的钙制剂，容易引起维生素D的体内蓄积而发生维生素D的中毒症状，同时可使血钙增高。高血钙症可引起体内脏器的钙质转移性沉积与骨关节周围的钙化。长时间服用含维生素D的钙剂，应定期检测血钙与尿钙值，以便调整剂量。

（6）为了减少雌激素治疗骨质疏松患者的副作用，可与大剂量钙剂同时使用。使用时雌激素的剂量可相应减少，副作用亦随之减少。

（7）对于儿童或缺铁性疾病，不宜同时服用钙剂与含铁制剂，因钙剂会干扰铁的吸收。不过当含铁制剂同维生素C、柠檬酸钙同时服用一般不会影响疗效。

（8）钙剂的补充与吸收利用能使骨骼保持正常健康，但大量的钙存在于食物中，只依赖钙剂的补充而忽视从食物中摄取钙质，是补钙的误区。故当一个人已经缺钙时，首先应调整自己的饮食习惯。

○ 常用的钙制剂有哪些？

常用的钙剂分无机钙与有机钙两类。无机钙含钙量高，且作用快，但多数对胃肠道有一定的刺激。常用的有碳酸钙、氯化钙、磷酸氢钙。有机钙被消化道吸收后，经肝代谢释放出钙离子以补充人体所需的钙。这种钙剂对胃刺激小，吸收较好，可连续服用，但作用较为缓慢，常用的有葡萄糖酸钙、乳酸钙、柠檬酸钙、枸橼酸钙、苹果酸钙、L-苏氨酸钙、氨基酸螯合钙和活性钙等。

（1）氯化钙、葡萄糖酸钙和乳酸钙

这两种钙剂是传统的补钙药。但由于有效钙含量低，通常不用来口服补钙。临床上多用其注射剂，以治疗急性低钙血症和某些过敏性疾病。

（2）活性钙

其主要成分是氧化钙和氢氧化钙。这两种钙剂的钙含量虽然很高，但由于其水溶性差，碱性极强，对胃肠道有一定的刺激性，一般人难以接受，此外，"价格-钙量比"明显偏高，一般人难以接受。特别是，这类"天然"钙制剂可能存在重金属等有害物质的污染与聚集，因此，长期服用要注意其额外成分对人体健康的影响。

（3）醋酸钙

是一种高效的离子型钙剂。因其水溶性好，可离解成离子钙和醋酸根，而易为人体所利用。是一种极有前途的钙制剂，目前上市的盖世宝即属于醋酸钙，但价格也偏高。

（4）碳酸钙

本来作为抗酸剂用来治疗胃酸过多。近年来发现，碳酸钙含钙量高，国内外已将其作为主要的补钙剂推荐使用。然而，碳酸钙毕竟溶解度偏小，可中和胃酸，容易引起嗳气、便秘等不适，对于胃酸缺乏者不适宜服用。近年研究发现：若用山梨醇作为制剂辅料，可提高钙盐的生物利用

度。目前主要碳酸钙品种有：钙尔奇D，迪巧、凯思立D、逸得乐等。

（5）枸橼酸钙

其每片含钙量约105mg，虽比碳酸钙制剂低、但明显高于葡萄糖酸钙、乳酸钙和盖天力；且其溶解度明显高于葡萄糖酸钙、乳酸钙。枸橼酸钙的吸收不依赖胃酸，因此无碳酸钙常见的嗳气和胃不适感，特别适用于胃酸分泌不足的老年人。选用时可每次2片、每日3次。

（6）氨基酸螯合钙

本剂是以钙为主，兼有磷、镁、锌、铜、锰等9种元素通过配位键与氨基酸形成的螯合物，并辅以维生素D。商品名：乐力，pH值接近中性，具有溶解度高、吸收率高的特点，尽管每粒含元素钙仅275mg，但因其生物利用率高和无显毒副作用，而为人们所喜用，唯价格略贵。推荐用量，每日1粒。

✪ 怎样合理选用钙制剂?

目前，市场上钙制剂种类繁多，选用什么种类的好呢？我们可以遵循以下几条原则。

（1）元素钙含量高

元素钙是衡量钙剂真正的钙含量。钙源不同，元素钙的含量差异很大，各种钙剂中碳酸钙的元素钙含量最高，达40％，即每10000mg碳酸钙制剂含元素钙400mg，同样重量葡萄糖酸钙仅含元素钙90mg。在选择钙剂时，应当注意辨别它的标签，了解实际的元素钙含量。含有600mg元素钙的钙制剂是较为理想的制剂。

（2）含适量的维生素D

维生素D有助于肠道钙质的吸收和骨骼对钙的利用，是钙的得力助手。维生素D可以在光照下由皮肤合成或由饮食中获取，但许多人由于光照少、饮食来源较少或皮肤制造维生素D能力下降等原因，例如老年人户外运动少，进食少，皮肤制造维生素D能力下降，存在不同程度的维生素

D缺乏，所以老年人尤其需要注意额外补充维生素D。理想的钙剂应当含有适量维生素D，帮助吸收。

（3）毒副作用低

钙剂需要长期服用，应保证安全，避免中毒。以牡蛎壳、扇贝壳等为原料的钙剂，因近年海水污染可导致铅、砷等含量升高，长期服用，会引起慢性中毒。源自石材的活性钙主要成分是氯化钙、氢氧化钙，水溶后呈强碱性，不仅刺激肠胃，而且大量服用有发生碱中毒的危险。理想的钙剂应该安全可靠，适宜人群广泛。纯净、高密度的碳酸钙是较为理想的选择，它不含糖、钠、脂肪、胆固醇，适用人群广泛。

（4）口感好

这也是选择钙制剂的重要因素之一。优良的口味可取得消费者良好的依从性，反之，碱性或酸性过大的钙盐不仅口感差，而且会刺激胃黏膜，因此不宜选用。

（5）溶解度高

溶解是吸收的前提，溶解度高，吸收率大。有不少药厂为了提高溶解度，事先将难溶性钙，如碳酸钙研成超细粉木，然后加以粘合。服用后药物迅速溶解，可与胃酸作用形成易溶的氯化钙，从而克服其溶解度低的缺点。

（6）吸收率高

吸收率高低是判断钙制剂好坏的重要标准，但影响因素颇多，如不同的吸收制剂、不同的年龄、人体缺钙与否（缺钙时吸收率明显增高）。还有，餐时或餐后服用优于空腹。因进餐可刺激胃酸分泌，同时延缓胃的排空，既增加钙制剂的溶解度，也延长了吸收时间。一次大剂量服用的效果不及多次小剂量。另外，膳食因素也会影响吸收，如食物中的维生素D、氨基酸、乳糖、酪蛋白磷酸肽等可促进钙的吸收，而植酸、草酸、脂肪酸、磷酸盐、膳食纤维则可抑制其吸收。因此，钙制剂的吸收率并非恒定不变，一般在10%～60%，大多在30%左右。

（7）性价比高

补钙是一个长期的过程，在购买前先要计算一下，在同等剂量下、哪一种钙制剂的价格更便宜，更实惠，即选择性价比较高的产品。

为了骨骼的健康，钙剂需要长期服用，所以性价比也是钙剂选择的重要因素。

❂什么是双膦酸盐类药物？为什么可以治疗骨质疏松症？

双膦酸盐是焦磷酸盐的类似物，其中以P-C-P基团取代焦磷酸盐结构中的P-O-P基团从而改变了焦磷酸盐的理化性质，增加其对水解酶的稳定性，改变其生物学性质及毒理作用。

双膦酸盐类药物之所以能治疗骨质疏松症，主要是因为双膦酸盐类药物可以抑制骨吸收。其作用机制为：① 双膦酸酸盐可以抑制体内生成新的破骨细胞，使破骨细胞数量减少，从而导致体内具有生物活性的破骨细胞数量减少，骨吸收活动减弱。② 双膦酸盐可以干扰和改变破骨细胞的活性，从而抑制其功能。③ 破骨细胞通过自身的胞饮作用，将双膦酸盐类药物吞噬入体内，使自身功能受到抑制。

❂目前双膦酸盐类药物主要有哪些种类？

目前双膦酸盐类药物主要有以下几种。

第一代双膦酸盐类药物：依替膦酸钠。

第二代双膦酸盐类药物：氯膦酸钠、帕米膦酸钠和替鲁膦酸钠。

第三代双膦酸盐类药物：阿仑膦酸钠、奈立膦酸钠、奥帕膦酸钠、利塞膦酸钠以及伊班膦酸钠、唑来膦酸。

依替膦酸钠

【商品名】邦得林、洛迪。

【药理作用】本品以及其他双膦酸盐与羟磷灰石有高度亲和性，能进入羟磷灰石晶体中，当破骨细胞溶解晶体时，药物就会释放出来，起到抑制破骨细胞活性的作用。除了对破骨细胞的直接作用外，双膦酸盐还能通过成骨细胞间接抑制骨吸收的效用。在长期持续服用治疗剂量依替膦酸钠时，对骨矿化有不良影响，故临床上应小剂量间歇使用。

【适应证】①骨质疏松症。②Paget病。③异位钙化。

【用法用量】

（1）骨质疏松症间歇性、周期性服药，3个月为一周期，一日400mg，分2次口服，用药14天，然后停服，改用一日口服500mg元素钙和维生素D400IU，共76天。如此循环，总疗程3年。

（2）Paget病按体重每日5～10mg/kg，口服3～6个月。若需重复治疗则应至少间隔3个月。严重病例一日10～20mg/kg，口服，不超过3个月。

（3）异位钙化按体重一日10～20mg/kg。

【禁忌证】

（1）中重度肾功能损害者禁用。

（2）孕妇不宜使用。

【不良反应】

（1）可出现恶心、腹泻，静脉注射过程中或注药后可引起短暂味觉改变或丧失。

（2）过敏反应，如皮疹、瘙痒等少见。

【药物相互作用】

（1）抗酸药和导泻剂因常含有钙或其他二价金属离子，如镁、铁制剂而会影响本药吸收。

（2）与氨基糖苷类合用会诱发低钙血症。

【注意事项】

（1）肾功能减退者慎用。

（2）长期大剂量应用（按体重每日10～20mg/kg）可能引起骨矿化障碍，导致骨痛加重、骨软化和骨折。

（3）进食，尤其是高钙食品如牛奶同时摄入会降低药物吸收率。

（4）有症状性食管反流症、食管裂孔疝者服药后易出现食管黏膜刺激症。

（5）体内钙和维生素D不足者用药后可能引起低钙血症。

【规格】片剂：200mg。

氯膦酸钠

【商品名】德维、迪盖钠、骨磷、骨膦。

【药理作用】本品主要作用于骨组织，抑制骨的吸收。其机制是防止骨质溶解和直接抑制破骨细胞活性，还可抑制各种不同的中介物，如抑制酸液的产生、前列腺素的合成及溶酶体的释放，间接降低破骨细胞活性。由于癌症或癌转移引起的骨质溶解都会导致破骨细胞活性增高，故本品能减少骨破坏。

【适应证】① 骨质疏松症。② 高钙血症。③ Paget病。④ 肿瘤骨转移。

【用法用量】

（1）骨质疏松症一日400mg，口服。

（2）高钙血症一日300mg，静脉滴注，3～5天。或一次给予1.5g，静脉滴注，两者疗效相当。血钙正常后给予一日400～600mg，口服。

（3）Paget病一日300mg，静脉滴注（3小时以上），共5天，或一日800～1600mg，口服，1～6个月。

（4）恶性肿瘤一日2.4g，分2～3次口服，血钙正常者可减为一日1.6g，若有高钙血症，可增加至一日3.2g。

【禁忌证】禁用于严重肾功能不全者。

【不良反应】

（1）胃肠道不适，如腹痛、腹泻、腹胀。

（2）过敏性皮疹少见。

（3）少数患者可能出现眩晕、疲劳、可逆性肝酶升高、中度白细胞减少及肾脏损害。

【药物相互作用】见依替膦酸钠

【注意事项】

（1）用药过程中应监测肝功能与血白细胞。

（2）对骨矿化不良作用较羟乙膦酸盐为轻。

（3）其余同依替膦酸钠。

【规格】

（1）胶囊：400mg；200mg。

（2）注射液：5ml：300mg（静脉滴注至少溶于0.9%氯化钠注射液250ml或5%葡萄糖注射液250ml中，静脉滴注2小时）。

帕米膦酸钠

【商品名】阿可达、博宁。

【药理作用】本品与羟磷灰石有高度亲和性，能进入羟磷灰石晶体中，当破骨细胞溶解晶体时，药物就会释放出来，起到抑制破骨细胞活性的作用。除了对破骨细胞的直接作用外，双膦酸盐还能通过成骨细胞间接抑制骨吸收的效用。对骨矿化无不良影响。

【适应证】①骨质疏松症。②Paget病。③异位钙化。

【用法用量】

（1）骨质疏松症静脉滴注30mg，每3个月一次。

（2）高钙血症根据血钙，总剂量为30～90mg，一般为30～60mg，静脉给药，静脉滴注维持4小时。可将总剂量一次或在2～4天中给予，如

60mg静脉滴注1天或30mg静脉滴注，一日1次，共2次。

（3）Paget病① 对轻型患者可一次给予60mg，静脉滴注。② 重型患者可在2～4周内给予240mg，可每周1次60mg，静脉滴注。

【禁忌证】重度肾功能减退（肌酐清除率<30ml/min）者禁用。

【不良反应】

（1）最常见的是短暂、自限性的发热，用药刚开始时少数患者可能诉骨痛加重，全身乏力，血白细胞减少。静脉给药后可有局部反应、血栓性静脉炎、寒战等。

（2）较少见的不良反应有眼部反应，如前葡萄膜炎、单侧外巩膜炎或巩膜炎以及过敏反应

（3）偶有血转氨酶升高。

【规格】

注射液：5ml：15mg。

粉针剂：30mg。

阿仑膦酸钠

【商品名】福善美、天可。

【药理作用】本品为第三代膦酸盐类骨吸收抑制剂，主要沉积在骨吸收部位的破骨细胞内，被摄取到破骨细胞表面的量比在成骨细胞表面的量大10倍。药物与骨中的羟磷灰石结合，不干扰破骨细胞的聚集和附着，但抑制破骨细胞的活性和释放H^+能力。另一方面，本品作用于破骨细胞，抑制其产生破骨细胞活化因子，使活性破骨细胞的数量减少。由于破骨细胞活性受到抑制，使骨转换降低，骨重建点的数量减少，并在重建点骨的形成大于骨的吸收，阻止骨质溶解，使骨密度增加。本品口服可吸收，作用持久，可长期应用。无骨矿化抑制作用。

【适应证】①骨质疏松症。②高钙血症。③Paget病。

【用法用量】

（1）骨质疏松症一日10mg，口服；或70mg，口服，一周1次。7天的治疗周期可使食管黏膜可能发生的损伤有充足的时间愈合，因此上消化道不良反应的发生减少。

（2）Paget病一日40mg，口服，3～6个月。

【禁忌证】

（1）导致食管排空延迟的食管异常禁用，例如狭窄或弛缓不能者。

（2）不能站立或坐直至少30分钟者禁用。

（3）明显低钙血症者禁用。

【不良反应】

（1）少数病人有腹痛、腹泻、恶心、便秘、消化不良。食管糜烂和食管溃疡罕见。

（2）必须遵守给药说明中服药方法，以避免对食管黏膜的刺激。

（3）罕见无症状性血钙降低，短暂血白细胞升高，尿红细胞、白细胞升高。

【药物相互作用】不得与其他种类二膦酸盐类药物合并使用。

【注意事项】

（1）有消化不良、吞咽困难、上消化疾病的妇女慎用。

（2）肾功能减退（肌酐清除率小于35ml/min）者不推荐使用。

（3）孕妇用药安全性未明，不宜采用。

（4）未见骨软化报道。

（5）须严格按给药说明口服。

【规格】片剂：10mg；70mg。

伊班膦酸钠

【商品名】邦罗力、佳诺顺。

【药理作用】本品与羟磷灰石有高度亲和性，能进入羟磷灰石晶体中，当破骨细胞溶解晶体时，药物就会释放出来，起到抑制破骨细胞活性的作用。除了对破骨细胞的直接作用外，双膦酸盐还能通过成骨细胞间接抑制骨吸收的效用。治疗剂量不会引起骨矿化障碍。

【适应证】① 绝经后骨质疏松症。② 高钙血症。③ 预防和治疗恶性肿瘤骨转移。

【用法用量】

（1）绝经后骨质疏松症伊班膦酸钠2mg溶于5%葡萄糖液250ml；静脉滴注，每3个月一次。

（2）肿瘤骨转移2mg静脉滴注，每月1次。

（3）高钙血症2~4mg静脉滴注。

【禁忌证】

（1）重度肾功能减退者。

（2）低钙血症患者。

（3）孕妇用药安全性尚未确定，不宜使用。

（4）对双膦酸盐或赋形剂过敏者。

【药物相互作用】本品与氨基糖苷类药物合用，可能会导致血钙浓度长时间下降，同时还可能出现血镁浓度过低。两者合用时需谨慎。

【不良反应】少数病人出现骨骼肌肉疼痛、发热，多数出现于首次用药时，一般症状轻微，无需特殊处理即可自行缓解，严重时可使用解热镇痛类药物缓解症状。下颌骨坏死十分罕见。

【注意事项】

（1）本品不得与其他种类双膦酸类药物合并使用。

（2）静滴后应测体温。

（3）本品应在医院内使用。用药前应适当给予生理盐水进行水化治疗，但有心力衰竭危险的患者应避免过度水化。

（4）本品经动脉或静脉外途径给药时可引起组织损伤，故应确保经静脉给药。不推荐经动脉给药。

（5）用药时应将药物加入0.9%氯化钠注射液或5%葡萄糖注射液

500～750ml中缓慢静滴，滴注时间不少于2小时。本品不能与含钙溶液混合静脉输注。

（6）用药期间如发生有临床意义的低钙血症，可静脉给予葡萄糖酸钙纠正。

（7）用药后多数患者升高的血钙浓度可在7天内降至正常范围，但可复发。

（8）一般情况下，本品仅单次给药。如高钙血症复发或首次治疗疗效不佳的患者，可考虑再次给药。

（9）使用本品过程中，应注意监测血清钙、磷、镁等电解质水平及肝肾功能。

（10）慎用：① 动物实验中本品曾发生肝、肾毒性，故肝、肾功能损伤者慎用。② 低镁血症患者慎用。③ 有甲状旁腺功能减退症病史者有引起低血钙的危险，应慎用。

【规格】静脉制剂，每瓶1mg。

唑来膦酸

【商品名】择泰、艾瑞宁、健润。

【药理作用】本品是一种特异性地作用于骨的二磷酸化合物，主要是抑制骨的再吸收，可抑制破骨细胞凋亡，还可通过与骨的结合阻断破骨细胞对矿化骨和软骨的吸收。还可以抑制由肿瘤释放的多种刺激因子引起的破骨细胞活动增强和钙释放。由于其结构上存在2个氮原子和侧链上有咪唑环，因此有强的抑制骨吸收作用，为依替膦酸钠的10000倍。

【适应证】① 治疗绝经后骨质疏松症。② 变形性骨炎（Paget病）。③ 恶性肿瘤骨转移、高钙血症。

【用法用量】

（1）绝经后骨质疏松症100ml：5mg静脉滴注，至少15分钟，每年1次，疗程3年。

（2）变形性骨炎（Paget病）100ml：5mg静脉滴注，至少15分钟。

（3）肿瘤性骨转移、高钙血症4mg溶于100ml0.9%氯化钠注射液或5%葡萄糖注射液中，静脉滴注至少15分钟。

【禁忌证】

（1）对唑来膦酸或其他双膦酸盐或药品成分中任何一种辅料过敏者禁用。

（2）严重肾功能不全者（肌酐清除率<35ml/min）禁用。

（3）低钙血症患者禁用。

（4）妊娠和哺乳期妇女禁用。

【药物相互作用】不能与其他钙制剂或其他二价离子注射剂同时使用。唑来膦酸血浆蛋白结合率不高（43%～55%），不会和高血浆蛋白结合率的药物发生竞争性相互作用。本品经肾脏排泄，与明显影响肾功能的药物合用时应加注意。

【不良反应】

（1）部分病人有发热、头痛、肌痛、流感样症状、关节痛，大都出现于用药3天内，可以用乙酰氨基酚或布洛芬等对症处理。再次给药，此类不良反应明显减少。

（2）少数病人有短期低钙血症，给药后10天内一过性血肌酐值轻度升高。下颌骨坏死十分罕见。

（3）局部反应少数病人有注射局部红肿和（或）疼痛。

【注意事项】

（1）给药前应对病人的肾功能、血清肌酐水平进行评估。

（2）患有低钙血症者，需首先补充足量的钙剂和维生素D，血钙值正常者也应补充适量钙剂和维生素D。

（3）进行口腔检查，重视口腔卫生、牙龈炎、骨髓炎应及时处理。拔牙前后近期之内暂缓应用本品

【规格】注射液：100ml：5mg。

❂ 服用双膦酸盐类药物应注意哪些问题?

双膦酸盐类药物最常出现上消化道的不良反应,包括腹痛、消化不良、食管溃疡、咽下困难和腹胀,皮疹和红斑很少发生,亦有肌肉骨骼疼痛、便秘、腹泻、腹胀和头痛等不良症状,如在服用期间发生如吞咽困难或疼痛、胸骨后疼痛或新出现胃灼热或胃灼热加重者,应停服或请医生诊断治疗。另外服用双膦酸盐类药物还需要注意:① 用药期间需补充钙剂。② 消化道反应较多见,偶可发生浅表性消化性溃疡;阿仑膦酸钠等双膦酸盐类对胃和食管的毒性作用类似于水杨酸类和非甾体抗炎药,但只要应用得当,此类药物并不改变胃肠黏膜的通透性。③ 静脉注射可导致二磷酸盐–钙螯合物沉积,故有血栓栓塞性疾病、肾功能不全者禁用。④治疗期间追踪疗效,并监测血钙、磷和骨吸收生化指标。

❂ 什么是降钙素?

降钙素是一种含有32个氨基酸的直线型多肽类激素,主要由甲状腺滤泡旁细胞分泌,与甲状旁腺素和活性维生素D一起组成维持人体钙、磷代谢平衡的三大主要调节激素。

❂ 降钙素治疗骨质疏松症的机制是什么?

降钙素对骨具有重要作用,它可以直接作用于破骨细胞上的降钙素受体,其短期作用是在几分钟内就可抑制破骨细胞,使破骨细胞缩小、皱褶、活性降低。长期应用可以抑制破骨细胞繁殖,减少破骨细胞数量,从而抑制骨吸收,减少骨破坏。降钙素在骨质疏松症的应用价值主要有:①短期止痛效果好,长期治疗效果和预防病变发展的价值尚不能肯定。②减少骨折发生率。③ 骨转换率增高者,用降钙素1年,可见到脊椎骨骨密度升高,但骨转换率正常者则不增加骨密度。畸形性骨炎治疗中降钙素是首选药物。

◎ 哪些骨质疏松症患者适宜用降钙素?

降钙素为骨吸收的抑制剂,主要适用于:① 高转换型骨质疏松症患者。② 骨质疏松症伴有或不伴有骨折者,其止痛效果好。③ 变形性骨炎。④ 急性高钙血症或高钙血症危象者。

由于降钙素具有较好的止痛效果,所以降钙素治疗对老年性骨质疏松症同时伴有腰背部明显疼痛的患者疗效较好,一般用药2～4周后疼痛症状即可明显改善。此外,降钙素治疗对那些骨肿瘤转移并发高钙血症和剧烈疼痛的患者也有较好的疗效。

◎ 降钙素有哪些制剂?

目前使用的降钙素有猪、人和鱼类降钙素。经研究表明,鱼类降钙素对人的生物活性最强,较人降钙素高20～40倍,作为药物治疗最常用的是鲑鱼降钙素和鳗鱼降钙素类似物。

鲑鱼降钙素

【商品名】密盖息。

【药理作用】降钙素是调节钙代谢,抑制甲状旁腺素的激素之一,它能显著地降低高周转性骨病的骨钙丢失,它对停经后骨质疏松症的躯干骨作用比四肢骨更显著和对高周转性骨病比低周转性骨病更显著。它能抑制破骨细胞活性,同时刺激成骨细胞形成。降钙素也能抑制溶骨作用,从而使病理性升高的血钙浓度降低以及通过减少肾小管再吸收而增加尿钙、磷和血钠的排泄,然而血清钙不会降至正常范围以下。降钙素抑制胃和胰腺的分泌活动,但并不影响胃肠蠕动。降钙素能抑制肾小管对钙、磷重吸收,增加尿钙、磷排泄。降钙素还能抑制疼痛介质释放,起到周围和中枢性镇痛效果。

【适应证】①骨质疏松症。②Paget病。③高钙血症。

【用法与用量】

（1）骨质疏松症100IU，一日1次或隔日1次或一周3次，皮下或肌内注射。鼻喷剂一日1次，一次200IU。

（2）Paget病50IU，一周3次到一日100IU，皮下或肌内注射。

（3）高钙血症一日2~5IU/kg，皮下或肌内注射。

【药物相互作用】降钙素可减少胃液和胰液分泌，起一定制酸药作用。

【不良反应】

（1）颜面潮红较常见，少数出现面部、耳、手或足刺痛，恶心、呕吐、胃痛、腹泻、注射部位红肿胀痛。

（2）罕见过敏反应、皮疹、寒战、头晕、头痛、胸闷、鼻塞、呼吸困难、血糖升高。

【注意事项】对蛋白质过敏者可能对本药过敏，因此，对此类患者在用药前最好先做皮试。30%~60%的患者在用药中会出现抗体，但仅5%~15%由此而对治疗产生抵抗性。药物不会通过胎盘，但能进入乳汁，可抑制泌乳，本药对孕妇和哺乳妇女及儿童的影响尚未明确，不宜使用。鼻炎可加强鼻喷剂的吸收。鼻喷剂的全身性不良反应少于针剂。

【规格】

注射液：1ml∶200IU；1ml∶100IU；1ml∶50IU。

鼻喷剂：（每按一下200IU），每瓶14喷。

依降钙素

【商品名】益钙宁。

【药理作用】本品是将鳗鱼降钙素结构加以修改而得到的类似物：［氨基辛二酸1，7］-鳗降钙素，与鳗鱼降钙素相比较，其半衰期较长，生物活性较强。

【适应证】、【不良反应】、【药物相互作用】见鲑鱼降钙素。

【用法与用量】

（1）骨质疏松症一周1次，一次20U，肌内注射。

（2）Paget病（变形性骨炎）一天1次，一次40U，肌内注射。

（3）高钙血症一天2次，一次40U，肌内注射。

【规格】注射液：1ml：20U；1ml：40U。

☺ 降钙素对骨质疏松症引起的骨痛效果怎样？

骨质疏松症的骨痛原因主要有：

（1）骨转换速度增快，骨吸收增加，导致骨小梁的吸收、断裂、骨皮质变薄、穿孔，从而引起全身疼痛。一般骨量丢失在12%以上时即可出现骨痛；

（2）在外力作用下，由于骨质疏松症患者的骨强度明显下降，导致椎体"不堪重负"，发生压缩性骨折，椎体出现楔形变或鱼尾样变形，从而引起疼痛；

（3）骨骼肌张力障碍也是引起骨质疏松症患者疼痛的主要原因之一。由于骨骼变形，导致附着在相应部位的骨骼肌张力出现变化，肌肉易于疲劳，痉挛，从而产生肌膜性疼痛。降钙素不仅具有防治骨质疏松症的作用，在临床中还发现降钙素对各种原因引起的骨痛也具有较强的镇痛作用。目前认为，降钙素能直接作用于破骨细胞受体，抑制破骨细胞活性，减少骨吸收；同时还可以作用于中枢神经系统通过升高β-内啡肽而发挥中枢镇痛作用，故其对骨质疏松性骨痛疗效较好。

☺ 使用降钙素治疗时需要注意哪些事项？

（1）降钙素是比较安全的药物，副作用小。由于降钙素系多肽类制剂，有可能引起过敏性休克症状，故对有过敏史或过敏性体质者慎用。使

用降钙素时，需用1∶1000的稀释液作皮内过敏试验，若阳性者禁止使用
该类药物。

（2）少数病人可出现面色潮红、胸闷、头昏、心悸、恶心、呕吐、
腹泻等副作用，一般无需作特殊处理。严重者应暂停使用，停药后症状可
以消失。其他副作用有头晕、头痛、手足抽搐、耳鸣、尿频、尿沉渣异常
等，故应在医师指导下使用。

（3）临床使用中发现降钙素治疗骨质疏松症时可出现"脱逸"的现
象，就是短期治疗效果良好，但长期使用效果欠佳，甚至恢复致原有的低
骨量水平，这可能与体内产生抗体有关。

（4）降钙素可降低血钙水平，并可向母乳移行，故孕妇与哺乳期妇
女不宜使用。长期卧床病人长时间服用降钙素后建议每月检测尿沉渣一
次。

（5）密钙息的副作用与益钙宁大致相同，但循环系统的副作用如面
色潮红、灼热、胸闷、心悸等发生率稍高，持续时间稍长。

❂ 为什么用维生素D治疗骨质疏松症？

维生素D是骨代谢过程中不可缺少的物质，与骨质疏松症的形成、发
展有直接的关系。普通的维生素D需要经过一定的代谢途径，经各种酶的
作用变成有生物活性的物质在体内发挥效应。活性维生素D有以下作用。

（1）促进小肠对钙、磷等矿物质的吸收，骨质疏松症患者或佝偻病
患者使用活性维生素D以后，其小肠对钙、磷的吸收量明显增加，为正常
者的2.5～3倍。

（2）促进骨骼矿化，活性维生素D可促进钙加速向骨骼沉积，有利于
骨骼的形成矿化。病人用后临床上可明显减轻骨痛。

（3）促进肾脏对钙、磷的重吸收，维持血钙的正常浓度，减缓骨质
疏松的过程。

（4）可以反馈性抑制血液中甲状旁腺激素的释放，降低甲状旁腺激素的水平，减少骨钙消溶。

❂ 服用钙剂时要补充维生素D吗？

维生素D的主要作用是促进肠道钙、磷的吸收，维持正常的血清钙、磷浓度，调整神经、肌肉和细胞的功能，促进代谢。维生素D对骨骼的作用是复杂的，既可促进骨形成又可抑制骨吸收。其对成骨细胞的作用主要是通过细胞内维生素D受体基因的调控实现的，能促进非胶原蛋白的合成，提高碱性磷酸酶的活性，减少胶原合成，刺激生长因子和细胞激动素的合成，促进骨形成和矿化过程。研究还表明，维生素D可以诱导不成熟的血细胞分化成单核细，再转化为成骨细胞，促进骨形成。此外，维生素D还可独立作用于甲状旁腺中的维生素D受体，抑制甲状旁腺素基因转录，降低骨吸收。因此，维生素D具有维持正常血清钙、磷浓度的作用，补充钙剂必须同时补充维生素D。

❂ 临床上常用的维生素D制剂有哪些？

常用的维生素D制剂有下列几种：维生素D_2、维生素D_3、骨化三醇、阿尔法骨化醇维生素D_2和维生素D_3。

【药理作用】本品促进钙沉着，抑制其排泄。促进肠内钙磷的吸收，促进骨基质的钙化。长期服用出现血浆和尿钙、磷量增加，钙沉积在动脉、肾等组织中。

【适应证】① 用于维生素D缺乏症的预防与治疗，如绝对素食者、肠外营养病人，胰腺功能不全伴吸收不良综合征、肝胆疾病（肝功能损害、肝硬化、阻塞性黄疸）、小肠疾病（腹泻、局限性肠炎、长期腹泻）、胃切除等。② 用于慢性低钙血症、低磷血症、佝偻病及伴有慢性肾功能不全的骨软化症。③ 甲状旁腺功能减退（术后、特发性或假性甲状旁腺功能减退）的治疗。④ 绝经后和老年性骨质疏松症。

【用法用量】

（1）成人① 预防维生素D缺乏症：一日0.01~0.02mg（400~800IU）。② 维生素D缺乏：一日0.025~0.05mg（1000~2000IU），以后减至一日0.01mg（400IU）。③ 维生素D依赖性佝偻病：一日0.25~1.5mg（1万~6万IU）最高量一日12.5mg（50万IU）。④ 骨软化症：一日0.025~0.1mg（1000~4000IU）。⑤ 甲状旁腺功能减退症：维生素D用量个体差异较大，剂量0.5~2.5mg（2万~10万IU/日）不等，个别病人需20万IU/d。假性甲状旁腺功能减退症剂量较小。临床应用时应注意个体差异和安全性，通常从小剂量开始，定期监测血钙和尿钙水平，酌情调整剂量。

（2）儿童① 预防维生素D缺乏症：用母乳喂养的婴儿，一日0.01mg（400IU）。② 维生素D缺乏性佝偻病：根据病情，一日0.0625~0.125mg（2500~5000IU），活动期佝偻病，一日0.125~0.25mg（5000~1万IU）；以后减至每日0.01mg（400IU）为维持量。③ 维生素D依赖性佝偻病：每日0.075~0.25mg（3000~1万IU），最高量每日1.25mg（5万IU）。④ 甲状旁腺功能减退症：儿童每日的治疗剂量约为一日0.25~0.75mg（1万~15万IU）。

【禁忌证】高钙血症、维生素D过多者禁用。

【药物相互作用】

（1）巴比妥、苯妥英钠、抗惊厥药、扑米酮等可降低维生素D_2的效应，因此长期服用抗惊厥药时应补给维生素D，以防止骨软化症。

（2）大剂量钙剂或噻嗪类利尿药与维生素D同用，有可能发生高钙血症。

（3）考来烯胺、考来替泊、矿物油、硫糖铝等均能减少小肠对维生素D的吸收。

（4）洋地黄与维生素D同用时应谨慎，因维生素D可引起高钙血症，容易诱发心律失常。

（5）大量的含磷药物与维生素D同用，可诱发高磷血症。

【不良反应】便秘、腹泻、持续性头痛、食欲缺乏、口内有金属味、恶心呕吐、口渴、疲乏、无力。长期大量使用导致高钙血症。

【注意事项】治疗中应注意监测血清钙、磷、碱性磷酸酶、尿素氮、肌酐和肌酐清除率，24小时尿钙、尿磷。

【规格】

维生素D_2胶丸，每丸含1万IU。

维生素D_2片，每片含5000IU与10000IU。

维生素D_2胶性钙注射液，每支有1ml与10ml两种，每1ml含维生素$D_2$5000IU，胶性钙0.5mg。

维生素D_3注射液，有每支0.5ml、1ml、1ml，分别含有维生素$D_3$15万IU、30万IU、60万IU三种。

另外有维生素AD胶丸，分别含有维生素A3000IU、维生素D300IU与维生素A10000IU、维生素D1000IU两种。维生素AD滴剂，分别有每1g含维生素A5000IU、维生素D500IU；每1g含维生素A5万IU、维生素D5000IU与每1g含维生素A9000IU、维生素D3000IU三种剂型。

骨化三醇

【商品名】罗钙全。

【药理作用】合成的维生素D代谢产物（1,25-双羟胆骨化醇；1,25-双羟维生素D_3）增进钙的肠吸收和自肾远端小管的重吸收，以及自骨组织中动员钙。后一功能需要甲状旁腺激素的存在，但这种分泌当血清钙水平正常时即被抑制。本品还能减轻骨与肌肉疼痛，增强肌力，增加神经肌肉的协调性，减少跌倒倾向。

【适应证】①骨质疏松症。②慢性肾功能衰竭，尤其是接受血液透析病人之肾性骨营养不良症。③甲状旁腺功能减退及假性甲状旁腺功能减退。④维生素D缺乏性佝偻病或骨软化症。⑤维生素D依赖性佝偻病。

⑥ 低血磷性佝偻病或骨软化症。⑦ 甲状旁腺功能亢进症病人术后的低钙血症。

【用法用量】

（1）骨质疏松症推荐剂量为一次0.25μg，一日1~2次。服药后需监测血钙和血肌酐浓度。

（2）肾性骨营养不良（包括透析病人）起始剂量为一日0.25μg。如2周内生化指标及病情未见明显改善，则每隔1~2周可将每日用量增加0.25μg。大多数病人用量为一日0.5~1.0μg。

（3）佝偻病或骨软化症推荐起始剂量为一日0.25~0.5μg，后者分两次服用。如生化指标和病情未见明显改善，择情增加剂量。

（4）甲状旁腺功能减退症或假性甲状旁腺功能减退症推荐起始剂量为一日0.25μg，一日2次。如生化指标和病情未见明显改善，则每隔1~2周增加剂量。

（5）老年患者服用此药无需特殊调整剂量，但建议监测血钙和血肌酐浓度。

【禁忌证】

（1）禁用于与高血钙有关的疾病。

（2）禁用于已知对本品或同类药品及其任何赋形剂过敏的病人。

（3）禁用于有维生素D中毒迹象者。

【药物相互作用】与噻嗪类利尿药合用会增加高钙血症的危险。使用二苯乙内酰胺或苯巴比妥等酶诱导药可能会增加骨化三醇的代谢从而使其血浓度降低。如同时服用这类制剂则应增加骨化三醇的药物剂量。消胆胺能降低脂溶性维生素在肠道的吸收，故可能诱导骨化三醇在肠道的吸收不良。

【给药说明】应根据每个病人血钙水平小心制定本品的每日最佳剂量。开始应用时，应尽可能使用最小剂量，服药后需监测血钙和血肌酐浓度、24小时尿钙排量。

【不良反应】如过量会出现高钙血症或高尿钙症。偶见的急性症状包括食欲缺乏、头痛、呕吐和便秘。慢性症状包括营养不良，感觉障碍，伴有口干、尿多、脱水、情感淡漠、发育停止以及泌尿道感染。

【注意事项】

（1）高血钙同本品的治疗密切相关。对尿毒症性骨营养不良病人的研究表明，高达40%使用骨化三醇治疗的病人中发现高血钙。饮食改变（例如增加奶制品的摄入）以至钙摄入量迅速增加或不加控制地服用钙制剂均可导致高血钙。

（2）骨化三醇能增加血无机磷水平，这对低磷血症的病人是有益的，但对肾功能衰竭的病人来说则要小心不正常的钙沉淀所造成的危险。在这种情况下，要通过口服适量的磷结合剂或减少磷质摄入量将血磷保持在正常水平（2~5mg/100ml或0.65~1.62mmol/L）。患维生素D抵抗性佝偻病或低血磷性佝偻病的病人，应继续口服磷制剂，但骨化三醇可以促进肠道对磷的吸收，这种作用可使磷的摄入需要量减少。因此需要定期进行血钙、磷、镁、碱性磷酸酶以及24小时尿钙、磷排量等实验室检查。

（3）由于骨化三醇是现有的最有效的维生素D代谢产物，故不需其他维生素D制剂与其合用，从而避免高维生素D血症。

【规格】

骨化三醇胶囊：0.25μg；0.5μg。

骨化三醇注射液：1ml∶1μg。

阿法骨化醇

【商品名】钙三醇、钙纯、萌格旺。

【药理作用】本品为维生素D_3的一种较为重要的活性代谢物，有调节骨的无机盐的作用，其稳定性与维生素D_3相同。口服后迅速被胃肠道吸收进入血液，经肝脏微粒体25-羟基化酶的作用，在25位上羟基化后生成具有活性的1α，25-羟基维生素D_3，分布于肠道和胃等靶组织内，与受体结合后起到促进钙和磷的肠道吸收、升高血浆钙水平的作用，它能促进骨骼矿化，降低血浆中甲状旁腺激素水平和减少骨钙消溶，解除骨骼、肌肉的疼痛及改善与绝经、衰老和类固醇引起的骨质疏松有关的肠道钙吸收不良。

【适应证】① 骨质疏松症。② 慢性肾功能衰竭，尤其是接受血液透析病人之肾性骨营养不良症。③ 甲状旁腺功能减退及假性甲状旁腺功能减退。④ 维生素D缺乏性佝偻病或骨软化症。⑤ 维生素D依赖性佝偻病。⑥ 低血磷性佝偻病或骨软化症。⑦ 甲状旁腺功能亢进症病人术后的低钙血症。

【用法用量】

（1）骨质疏松症推荐剂量为一次0.25μg，一日2次。服药后需监测血钙和血肌酐浓度。

（2）肾性骨营养不良（包括透析病人）起始剂量为一日0.25~0.5μg。如2周内生化指标及病情未见明显改善，则每隔10~14天将本品的每日用量增加0.25μg。

（3）佝偻病或骨软化症推荐起始剂量为一日0.25μg，一日2次。如生化指标和病情未见明显改善，择情增加剂量。

（4）甲状旁腺功能减退症或假性甲状旁腺功能减退症推荐起始剂量为一日0.25μg，一日2次。如生化指标和病情未见明显改善，则每隔1~2周增加剂量。

【禁忌证】

（1）禁用于与高血钙有关的疾病。

（2）禁用于已知对本品或同类药品及其任何赋形剂过敏的病人。

（3）禁用于有维生素D中毒迹象者。

【药物相互作用】

（1）避免同时服用维生素D及其类似物。

（2）正在服用抗凝药、抗癫痫药、抗酸铝剂、含镁或含钙制剂、噻嗪类利尿剂、洋地黄苷药物的患者应在医师的严格指导下使用。

【不良反应】

（1）偶见有食欲缺乏、恶心、呕吐、腹痛、腹胀、便秘、消化不良等胃肠道反应。

（2）也见有头痛，头重，失眠，乏力，老年性耳聋，耳鸣，急躁，记忆力下降，血压升高，ALT、AST、BUN及肌酐升高。罕见口渴、困倦、胸背痛、心悸。

（3）有时还见有皮疹、瘙痒、眼结膜充血、关节周围钙化、肾结石、声音嘶哑等。

【注意事项】

（1）服药期间应监测血钙，按血钙水平调控剂量。

（2）高磷血症患者应同时服用氢氧化铝凝胶等磷酸盐结合剂，以控制血磷。

（3）孕妇及可能怀孕的妇女慎用。

【规格】阿法骨化醇胶囊：0.25μg；0.5μg；1μg。

❂ 服用维生素D制剂有哪些注意事项？

连续长期服用维生素D后，会在体内蓄积而发生维生素D中毒。发生中毒症状的剂量有个体差异。一般情况下，维生素D连续使用15000~50000单位以上时中毒症状有头痛、疲劳感、皮肤瘙痒感、恶心、呕吐、腹泻等，再进一步就引起肾功能障碍、口渴、多尿、关节周围有石灰化等。使用小剂量治疗，如果长期使用，也会出现明显的血钙升高。如用维生素D10000单位、1α（OH）D$_3$1.0μg以上连续使用时，要注意血钙上升，有必要每月测定2次血钙。应该注意血中尿素氮、肌酐，定期测定肌酐清除率。偶见清除率正常，但血中尿酸上升的病例，应注意。对急性疼痛给予1α（OH）D$_3$要慎重，因为在使血清钙值上升之前，尿中钙排泄量就会增加，这样反而助长钙丧失，因此给予1α（OH）D$_3$时应注意空腹时钙与肌酐比值不超过0.3。对青年女性只限于青年特发性骨质疏松症及佝体激素引起的骨质疏松症应用。有报告说对孕妇给予维生素D时，对胎儿骨及心脏有可能致畸。应注意高血钙症发生，给1α（OH）D₃1.0μg以下时，一般不会发生高血钙症，但与钙剂合用时要注意高血钙症。在用维生素D衍生物治疗过程中，如果血钙及尿钙超过11mg/dl，尿中钙与肌酐比值超过0.5，应减量。有临床报道：在单独使用1α（OH）D₃时几乎不出现高血钙症，但与钙剂合用或用量每日超过1.0μg的病例有10%～30%出现高血钙。维生素D制剂与钙剂联合应用可增强其疗效。

◎ 氟化物为什么可以治疗骨质疏松症？

氟是人体生命活动所必需的微量元素之一，其每日的需要量为1～1.5mg，对机体的生长发育、生殖等活动均有重要的作用，尤其是对骨组织和牙齿的代谢意义更大。

氟化物之所以能治疗骨质疏松症，是因为：① 刺激骨形成。氟进入骨组织后通过成骨细胞有丝分裂进而直接刺激成骨细胞的增生。目前认为氟化物直接抑制成骨细胞磷酸酪氨酸蛋白酶的活性导致蛋白酯酶的磷酸酪氨酸化增加，从而刺激成骨细胞的增生。另外，氟化物在促进有丝分裂的药效浓度尚能加强胰岛素、表皮生长因子及胰岛素样生长因子的促有丝分裂活性，间接刺激成骨细胞的增生。② 减少骨吸收：氟为亲骨元素，氟离子可取代羟基磷灰石晶体中的羟基团而形成氟磷灰石晶体，减少骨盐结晶的溶解性和反应性，从而减少骨吸收。② 氟化物治疗中，骨量增加主要是体现在中轴骨的骨小梁，股骨近端骨矿密度也增加，仅四肢骨的皮质骨量并不增加，较大剂量时尚可减少，这可能与全身骨量重新分布有关。

◎ 常用治疗骨质疏松症的氟化物有哪些？

氟化物常用类型包括氟化钠、一氟磷酸钠等。

氟化钠

【药理作用】氟离子结合于牙及骨骼的磷灰石结晶，使其稳定，附着于牙釉质表面，增加抗酸防龋能力。使脱钙或钙化不全的釉质再矿化，促进牙釉、骨骼的坚度及钙、磷的利用。

【适应证】① 饮水中缺乏氟化物地区儿童预防龋齿。② 骨质疏松症。

【用法用量】

（1）饮水内含有氟0.7mg/L以上时，不必补充氟化钠，饮水含氟<0.3mg/L地区，出生至3岁小儿一日补给氟离子0.25mg（每2.2mg氟化钠含1mg氟离子）。预防龋齿，5岁以上小儿可用0.02%~0.05%氟化钠溶液口腔含漱1~2分钟，然后吐出。

（2）氟化物治疗要补足钙剂，氟与钙比例以1:（30~50）为好，防止氟量过多、钙量不足引起骨软化症、继发性甲状旁腺亢进等。⑨氟的摄入量应严格限制，以每天20~30mg为宜。茶叶中含氟量较多，经常饮茶的人，使用量要相应减少。

【药物相互作用】

（1）与氢氧化铝同用，可减少本品吸收，增加粪内排出。

（2）钙离子可减少氟化物的吸收。

【不良反应】摄入氟化钠5~20mg可发生胃肠道不适，成人一次摄入本品5~10g，儿童一次摄入氟离子5mg/kg，可能致死。

【注意事项】

（1）孕妇服用氟化物是否可预防小儿龋齿尚有争论，氟化物仅部分经胎盘转运，微量氟化物经乳汁分泌，因量极微，对婴儿补充氟化物无效。

（2）牙齿生长形成期如摄入过量氟，如饮水中含氟量超过百万分之二（2mg/L），可致牙齿氟过量，表现为牙面出现白、黄棕、黑色斑，表面有凹陷损害；饮水中含氟4~14mg/L，致骨骼氟过多而表现肢体僵硬。

（3）对诊断的干扰：可致血清碱性磷酸酶及血清门冬氨酸氨基转移酶假性增高。

（4）氟过量：急性氟过量可表现出黑色柏油便、血性呕吐物、腹泻、倦睡、晕厥、唾液分泌增多；因低钙而致手足抽搐、骨痛；胃痉挛、胃痛、震颤；慢性氟过量亦可有上述黑便、呕吐血性物、便秘、食欲减退、恶心、呕吐、骨痛、肢体僵硬、体重减轻、牙齿釉缺损出现白、棕或黑色斑点。并偶有过敏性皮疹、口唇黏膜溃疡。氟过量的治疗可给予静脉注射葡萄糖、氯化钠注射液及石灰水洗胃，以沉淀氟化物。如有低钙可静脉注射葡萄糖酸钙，保持充足尿量排泄。

【规格】

氟化钠片：0.5mg；1mg；25mg。

氟化钠胶囊：30mg。

● 骨质疏松症药物治疗的原则是什么？

骨质疏松的发病因素很多，发生的原因也很复杂，有时是很多因素共同作用于人体的结果，因此骨质疏松治疗的方案也要因人而异，不能千篇一律仅用一种方法进行治疗。

（1）饮食中钙摄入缺乏导致的骨质疏松症，应以补充钙剂为主，必要时辅以维生素D制剂。

（2）性激素水平降低导致的骨质疏松症应以性激素补充为主。

（3）对于严重的病症，可将抑制骨吸收的药物与促进骨形成的药物合理地联合应用。

（4）其他疾病引起的骨质疏松，在服用骨质疏松治疗药物的同时也要治疗原发病。

（5）药物治疗应配合其他措施效果才会好，如饮食、运动、晒太阳、纠正不良生活方式等。

❂ 骨质疏松症患者怎样进行个体化治疗？

（1）女性绝经后骨质疏松

绝经后骨质疏松患者，尤其是绝经早期伴更年期症状者，激素补充疗法应用十分有效，若年龄超过55岁、且没有明显的更年期症状，建议选用雌激素受体调节剂或阿仑膦酸钠；秋冬季应补充活性维生素D_3。

（2）老年性骨质疏松

活性维生素D_3代谢缺乏及维生素D抵抗伴代偿性甲状旁腺激素分泌增加，是老年性骨质疏松的重要病因，故补充活性维生素D_3对老年性骨质疏松的治疗是必须的。但对那些骨量显著下降且有明显骨痛或骨关节炎的老人，降钙素和双膦酸盐都十分有效。

（3）男性骨质疏松

研究发现，雄激素仅对睾酮水平低下的男性骨质疏松有效，临床男性骨质疏松的治疗以双膦酸盐、活性维生素D_3和降钙素为多。

（4）继发性骨质疏松

继发性骨质疏松的病因是疾病，所以加强原发病的治疗是前提。同时应用活性维生素D_3、双膦酸盐或降钙素，对防治继发性骨质疏松也很重要。

（5）骨质疏松伴骨性关节炎

骨质疏松和骨性关节炎是老年人常见的骨骼系统退行性疾病，降钙素和活性维生素D_3不仅能治疗骨质疏松，同时对软骨损伤修复有良好的促进作用；双膦酸盐既可以治疗骨质疏松又能抑制过度的骨质增生。故降钙素、活性维生素D_3和双膦酸盐是骨质疏松伴骨性关节炎临床治疗的最佳选择。

（6）以提高骨量为目的的骨质疏松治疗

严重的骨质疏松需迅速提高骨量时，可选用氟化钠或双膦酸盐，但对卧床患者应慎用双膦酸盐。

（7）以缓解骨痛为目的的骨质疏松治疗

骨痛是骨质疏松重要的临床表现，但并非骨质疏松就一定有骨痛。以缓解骨痛为目的骨质疏松治疗应选择降钙素，有降钙素过敏的患者可考虑双磷酸盐治疗。需要指出的是，无论降钙素还是双膦酸盐，都不是止痛剂，缓解骨痛的作用要逐渐产生，所以治疗早期可有目的地短期联合应用非类固醇类药物，以确保止痛疗效，提高患者顺应性。

（8）以提高肌力为目的的骨质疏松治疗

肌力下降是骨质疏松另一个重要的临床表现，也是骨质疏松性骨折发生的主要原因。增强肌力、提高神经肌肉协调性是活性维生素D_3治疗骨质疏松的优势和特点，激素补充疗法也能部分改善肌力。

（9）骨质疏松性骨折的预防

骨质疏松防治的最终目的是避免骨折，循证医学研究表明，新型双膦酸盐如阿仑磷酸钠、利塞膦酸钠，具有减少骨质疏松性脊柱骨折和髋部骨折的显著疗效，而降钙素和活性维生素D_3能改善骨质量，提高其生物力学性能，对降低骨质疏松性骨折发生率也有明显作用。骨质疏松性骨折发生2周后可应用双膦酸盐、雌激素受体调节剂或活性维生素D_3。对骨质疏松性骨折必须行手术治疗的患者，应强调同时进行药物治疗。

● 骨质疏松症患者怎样联合用药？

（1）钙剂+维生素D：是老年性骨质疏松治疗的选择，但必须注意用药前后血钙或尿钙的变化，原则上应用活性维生素D_3的同时要有意识地提高饮食中的钙含量。

（2）钙剂+活性维生素D_3+双膦酸盐，或者钙剂+活性维生素D_3+降钙素：是骨质疏松治疗的常用手段，3种药物联合应用充分发挥各自优势，并避免彼此不足。

（3）激素补充疗法+活性维生素D_3，或者激素补充疗法+双膦酸盐，或者激素补充疗法+降钙素：研究证明，绝经后骨质疏松患者在激素补充疗法治疗的同时，联合应用活性维生素、双膦酸盐或降钙素，能获得较单纯激素补充疗法更好的临床疗效；且激素补充疗法有效剂量减少，副作用发生率下降。

（4）活性维生素D_3+雌激素受体调节剂。

✿ 中医如何辨证治疗骨质疏松症？

中医中药在治疗骨质疏松症方面也有一定的疗效，在治疗上，本着"损者益之"，"劳者温之"，"虚者补之"，"形不足者，温之以气，精不足者，补之以味"，治病求本的原则。具体分型辨证治疗如下。

（1）气血两虚型

证候：除骨质疏松症状外，常伴体倦乏力，自汗，心悸气短，头晕，面色不华，失眠健忘，多梦，纳呆，舌淡，脉细弱等。

治法：益气补血。

代表方药：八珍汤（人参，白术，茯苓，熟地，当归，杭白芍，川芎）加减。

（2）气阴两虚型

证候：除骨质疏松症状外，常伴有乏力，自汗盗汗，失眠健忘，五心烦热，潮热，口干，舌红少苔，脉细数等。

治法：益气养阴。

代表方药：月华丸（天冬、麦冬、生地黄、熟地黄、山药、百部、沙参、川贝母、茯苓、阿胶、三七、獭肝、白菊花、桑叶）加减。

（3）肝肾不足型

证候：除骨质疏松症状外，常伴有腰膝酸软，耳鸣耳聋，眩晕，神疲乏力，失眠健忘，舌红少苔，脉弦细等。

治法：滋补肝肾。

代表方药：杞菊地黄丸（枸杞子、杭白芍、熟地、山萸肉、淮山药、泽泻、丹皮、茯苓）加减。

（4）脾肾阳虚型

除骨质疏松症状外，常伴有腰膝酸软，形寒肢冷，喜温喜热，便溏，神疲体倦，面色苍白，头晕耳鸣，纳差，舌淡胖，苔白，脉沉细弱等。

治法：温补脾肾。

代表方药：金匮肾气丸（附子、肉桂、熟地、山萸肉、淮山药、丹皮、泽泻、茯苓）加减。

（5）经脉瘀阻型

证候：除骨质疏松症状外，常伴有皮肤黏膜瘀点或瘀斑，舌紫暗，舌苔白，脉细涩。

治法：活血，行气，止痛。

方药：身痛逐瘀汤加减（秦艽、川芎、桃仁、红花、甘草、羌活、没药、当归、五灵脂、香附、牛膝、地龙、川断、桑寄生）。

● 治疗骨质疏松症的常用中草药有哪些?

人参

人参为五加科植物人参的根。味甘、微苦，性温。具有大补元气，强心固脱，安神生津的功能。自古以来拥有"百草之王"的美誉，更被东方医学界誉为"滋阴补气，扶正固本"之极品。主要用于治疗虚损劳伤，食少倦怠，虚咳喘促，自汗暴脱，阳痿尿频；久病气虚，或大量失血，或急性暴病所致的突然气微欲绝，四肢厥冷，虚汗淋漓，神昏不语，脉微欲脱等危症。《本经》：人参主补五脏，安精神，止惊悸，除邪气，明目，开心益智。《纲目》：人参治一切虚证，发热自汗，眩晕头痛，反胃吐食，痃疟，滑泻久痢，小便频数，淋沥，劳倦内伤，中风，中暑，痿痹，吐血，嗽血，下血，血淋，血崩，胎前产后诸病。

现代研究发现，人参皂苷等多种有效成分能增强机体对各种有害刺激的防御能力，可抗疲劳，兴奋中枢神经，促进性腺与肾上腺的机能，刺激造血器官，降低血糖，增强心脏功能，调节胆固醇代谢。本品还具有抗过敏，抗利尿等多种作用，人参中还含有微量元素锶，对骨骼有保护作用。人参有生、熟之分，生者性平和，不温不燥，可补气又能生津，适用于扶正祛邪，如生晒参；熟者性温燥、刚健，能振奋阳气，适用于急救回阳，如红参。党参为桔梗科植物党参的根，味甘，性平，是有类似人参的强壮作用，补气健脾，生津养血。治疗中气不足引起的食少便溏，四肢倦怠；肺气亏虚引起的气短咳喘，语言无力；气虚不能生血引起的面色萎黄，头晕心悸等病证。本品中含有多种皂苷、多糖等药效成分，可兴奋神经系统，增强机体的抵抗力，增加造血功能与降低血压。太子参，味甘苦，性微温。也有类似人参的作用，但药力较轻。

黄芪

黄芪为豆科草本植物黄芪的根。甘，微温。归脾、肺经。具有补中益气、固表止汗、托疮生肌、利尿消肿的作用。主治气短乏力，食少便溏，中气下陷所致的久泻脱肛，面色萎黄，口干消渴，崩漏带下，表虚自汗，气虚水肿，痈疽难溃或久溃不收敛等症。本品生用偏于走表，能固表止汗，托毒排脓，敛疮收口。炙用性温，能补中益气，升提清阳，补虚生血。现代研究发现，本品内含多种多糖等有效成分，具有增强免疫功能，强心，利尿，降压，降血糖，升高白细胞等作用，并具有类性激素的作用。

山药

山药为薯蓣科多年生缠绕性草本植物薯蓣除去外皮的干燥块根。味甘、平，归脾、肺、肾经。具有健脾开胃，补气养阴，止泻涩精等作用。

用于脾虚食少，久泻不止，肺虚喘咳，肾虚遗精，带下，尿频，虚热消渴。麸炒山药补脾健胃。用于脾虚食少，泄泻便溏，白带过多。《神农本草经》将其列为上品，称其"主伤中，补虚羸，除寒热邪气，补中益气力，长肌肉。久服耳目聪明。"现代研究发现山药含有多糖、蛋白质与氨基酸、黄酮类、酯类、微量元素等多种成分，具有降血糖、降血脂、改善消化功能、抗氧化、抗肿瘤等作用。

山茱萸

山茱萸别称山萸肉、山芋肉等，为山茱萸科小乔木植物山茱萸的成熟果肉。味酸，微温。归肝、肾经。具有补益肝肾、涩精、敛汗固脱作用，用于肾虚阳痿遗精、腰膝酸冷、神疲倦畏寒、小便频多等，冲任虚损的崩漏带下、月经量多等，大汗不止，体虚欲脱等症。现代研究发现山茱萸含没食子酸、苹果酸、酒石酸、山茱萸甙及维生素A类物质。有降血压、抑制肠痉挛、抗菌、增强机体免疫力作用。含有的多种果酸与维生素A，有利于钙的吸收、利用。

牡蛎

为牡蛎科动物近江牡蛎、长牡蛎或大连湾牡蛎等的贝壳。味咸、涩、性凉。具有敛阴，潜阳，止汗，涩精，化痰，软坚作用。治疗惊痫，眩晕，自汗，盗汗，遗精，淋浊，崩漏，带下，瘰疬，瘿瘤。用于惊悸失眠，眩晕耳鸣，瘰疬痰核，瘕痞块，自汗盗汗，遗精崩带，胃痛泛酸，烦躁，肝肿大，腹中肿物等症。现代研究表明，本品内含80%～95%的碳酸钙、磷酸钙及硫酸钙，并含镁、氟、硅、氧化铁等无机元素。能补充人体对无机元素的需要，可预防与治疗骨质疏松症与小儿因钙质缺乏所致的佝偻病。

龙骨

为古代哺乳动物如象类、犀牛类、三趾马等的骨骼化石。味甘、涩，性平。具有镇惊安神，敛汗固精的功用。可治疗因阴虚阳亢所致的烦躁，失眠，头晕，目眩；也可治疗由于心神不宁，心悸易惊，睡时易于惊醒等症。根据现代药理研究表明，本品的主要成分为碳酸钙、磷酸钙，对防治钙缺乏症有良好疗效。

珍珠

为珍珠贝科动物或蚌科动物珍珠囊中形成的无核珍珠。味甘、咸，性寒。具有镇心安神，养阴熄风，清热豁痰，去翳明目，解毒生肌的功用。治惊悸，怔忡，癫痫，惊风抽搐，烦热消渴，目生翳，疮疡久不收口等症。珍珠中有大量无机钙盐成分，又含锌、硅、锶、镁、锰、铜等微量元素，对骨的生长、发育有明显的促进作用，有利于骨的形成与骨的钙化。

补骨脂

为豆科植物补骨脂的果实。味辛，性温，具有补肾壮阳，固精缩尿，温脾止泻，纳气平喘作用。主要用于肾虚冷泻，遗尿滑精，小便频数，腰膝冷痛等症。经现代药理研究证实，本品具有雌激素样的作用，可抑制下丘脑–垂体–靶腺器官功能的减退，调节骨代谢，延缓骨质疏松症的发生与发展。

胡桃仁

为胡桃科植物胡桃的种仁。味甘，性温。具有补肾固精，温肺定喘，润肠通便的作用。主治肾虚腰痛肢弱，阳痿遗精，小便频数、喘咳，石淋，大便燥结等症。本品内含大量亚油酸甘油脂，又含蛋白质、碳水化合物、钙、磷、铁、胡萝卜素及核黄素等，对骨的生长、发育有促进作用。

枸杞子

为茄科植物枸杞的成熟果实。味甘，性平。具有滋肾，润肺，补肝，明目的作用。主治肝肾阴亏，腰膝酸软，头晕，目昏多泪，虚劳咳嗽，消渴，遗精等症。《本草通玄》称本品能"补肾益精，水旺则骨强"。现代药理研究表明，本品内含胡萝卜素、维生素C、核黄素等，还能明显促进乳酸菌的生长，有助于老年人对食物的消化与对钙、磷的吸收、利用。

阿胶

为马科动物驴的皮经去毛后熬制而成的胶块。味甘，性平。具有滋阴润燥，补血止血的功用。主治血虚而面色萎黄，眩晕心悸，心烦失眠，肺燥咳嗽咯血，吐血衄血，尿血便血，崩漏，妊娠胎漏等症。现代研究发现，本品有增加外周血液中的红细胞、白细胞、血小板数量，提高机体的免疫功能。本品内含多种氨基酸，其中以赖氨酸、精氨酸含量最高，可促进对钙质的吸收，有利于骨的正常代谢。本品对创伤性休克、出血性休克等也有较良好的作用。

莲子

为睡莲科植物莲的果实。味甘、涩，性平。具有养心，益肾，补脾，涩肠的作用。主治夜寐多梦，遗精，虚泻，久痢，妇人崩漏带下等症。《本草纲目》称其能"交心肾，厚肠胃，固精气，强筋骨"。现代药理研究证实，本品内含多量的淀粉、棉子糖。芡实与莲子均属甘平固涩之品，具有健脾，补肾的功效。芡实固肾涩精的功用强于莲子，而莲子养心健脾的功用优于芡实。

甘草

为豆科植物甘草的根及根状茎。味甘，性平。具有和中缓急，润肺，补脾，养心，解毒，调和诸药。主治脾胃虚弱，倦怠乏力，心悸气短，咳嗽，痰多，脘腹或四肢挛急疼痛，痈肿疮毒等症。现代研究从甘草中提取出甘草甜素、甘草酸等有效成分，证实本品具有类似肾上腺皮质激素的作用，能抑制胃酸分泌，缓解平滑肌痉挛等，又有抗炎，抗过敏，镇咳，止喘，镇痛等多方面的功效。近年来研究又发现本品提取物具有女性激素样作用，提取物50mg相当于0.1ml雌二醇的效力。

海马

为海龙科动物克氏海马等除去内脏的全体。味甘，性温。具有补肾壮阳，调气活血的功用。主治阳痿，遗精，虚喘，难产，癥瘕积聚，疗疮肿毒症。经现代研究表明，本品具有延长雌性小鼠的动情期，对去势鼠则可出现动情期，并可使子宫、卵巢重量增加，表现出类性激素样的作用。本品又含大量钙，有利于人体对钙的需求。

韭菜子

为百合科植物韭的种子。味甘、辛，性温。具有补肝肾，暖腰膝，壮阳固精的功用。主治阳痿梦遗，小便频数，遗尿，腰膝酸软冷痛，泻痢，带下等症。本品具有类似性激素样的作用，可配合大茴香、补骨脂、益智仁、鹿角胶、龙骨等治疗肾精虚冷，真气不固之症，对骨质疏松症有一定的预防与治疗作用。

黑芝麻

为胡麻科植物芝麻的黑色种子。味甘，性平。具有补肝肾，润五脏的功用。主治肝肾不足，虚风眩晕，须发早白，大便秘结等症。本品含有大量脂肪油、甾醇、维生素E，可增加肾上腺中抗坏血酸及胆甾醇的含量。同时由于本品合有大量蛋白质与钙，有利于骨基质的形成与骨的矿化。《本草求真》称本品"填精益髓"。

海螵蛸

为乌贼科动物无针乌贼或金乌贼的内含舟状骨板。味咸，性微温。本品含碳酸钙80%～85%，壳角质6%～7%，黏液质10%～15%，并含少量氯化钠、磷酸钙、镁盐等。《本草经疏》称本品可治"男子肾虚则精竭无子，女子肝伤则血枯无孕。

紫石英

为卤化物类矿物萤石的矿石。味甘，性温。具有镇心安神，降气暖宫的功能，主治虚劳惊悸，咳逆上气，妇女血海虚寒不孕等症。本品主要成分为氟化钙（CaF_2），纯品含钙51.2%，氟48.8%。

蛇床子

为伞形植物蛇床的果实。味辛、苦，性温。具有温肾助阳、祛风燥湿，并有杀虫的作用。主治男子阳痿，阴囊湿痒，女子带下阴痒，子宫寒冷不孕，风湿痹痛等症。现代药理研究表明，本品具有类似性激素作用，能延长实验动物动情期，缩短动情周期。可提高男性性机能与宫寒不孕女子的受孕率，对骨代谢有明显的调节作用，加速骨的生成，本品外用有燥湿，杀虫，止痒的作用，对于滴虫性阴道炎、白带增多，可用以煎汤冲洗。

杜仲

为杜仲科植物杜仲的树皮。味甘，微辛，性温。具有补肝肾，强筋骨，益腰膝及安胎的功用。主治腰脊酸痛，足膝痿弱，胎漏欲堕，高血压等症。《本草经疏》称"杜仲主腰脊痛，益精元，坚筋骨，脚肿酸瘸，不欲践地者，盖腰为肾之府，经曰：动摇不能，肾将惫矣。又肾藏精而主骨，肝藏血而主筋，二经虚，则腰脊痛而精气乏，筋骨软而脚不能践地也。《五脏苦欲补泻》云，肾苦燥，急食辛以润之，肝苦急，急食甘以缓之。杜仲辛甘具足，正能解肝肾之所苦，而补不足也。"本品为强筋壮骨，调节矿物质代谢，防治骨质疏松的代表药物。

桑螵蛸

为螳螂科昆虫大刀螂、南方刀螂、广腹螳螂的卵鞘，又名蜱蛸、桑蛸。古时称螳螂卵为螵蛸，产于桑树上者则称为桑螵蛸。味咸、甘，性平。具有补肾，固精，缩小便的功用。主治遗精，阳痿，早泄，小便频数，遗尿，带下等症。《本经》："主伤中，疝瘕，阴痿，益精生子。女子血闭腰痛，通五淋，利小便水道。"《别录》："疗男子虚损，五藏气微，梦寐失精，遗溺。"《药性论》："主男子肾衰漏精，精自出，患虚冷者能止之。止小便利，炮熟，空心食之。虚而小便利，加而用之。"本品内含蛋白质、脂肪、碳水化合物、粗纤维及铁、钙、胡萝卜素样色素等，其卵囊附着的蛋白膜上，含有大量柠檬酸钙的结晶，卵黄球含糖蛋白及脂蛋白等，对骨的形成有促进作用，以防止骨钙的丢失。

菟丝子

为旋花科植物菟丝子或大菟丝子的种子。又名吐丝子、菟丝实、无娘藤、无根藤、菟藤、菟缕、野狐丝、豆寄生、黄藤子、萝丝子等。味辛，甘，性平，无毒。具有补肾益精，养肝明目作用。适用于肝肾不足的腰膝筋骨酸痛，腿脚软弱无力、阳痿遗精、呓语、小便频数、尿有余沥、头晕眼花、视物不清、耳鸣耳聋以及妇女带下、习惯性流产、功能性子宫出血、再生障碍性贫血等症。《扁鹊心书》称本品能"补肾气，壮阳道，助精神，轻腰脚。"菟丝子中含大量糖苷、维生素A类物质，能调节上皮细胞与骨骼细胞分泌、增强成骨细胞活性，以维持骨的正常生长与改造。

䗪虫

䗪虫为鳖蠊科昆虫地鳖或姬蠊科昆虫赤边水䗪的雌性全虫，味咸、性寒，入心、肝、脾三经，有逐瘀，破积，通络，理伤，续筋骨等作用。治癥瘕积聚，血滞经闭，产后瘀血腹痛，跌打损伤等。《本草经疏》：䗪虫，治跌扑损伤，续筋骨有奇效。《长沙药解》：䗪虫善化瘀血，最补损伤，《金匮》鳖甲煎丸用之治病疟日久，结为症瘕；大黄䗪虫丸用之治虚劳腹满，内有干血；下瘀血汤用之治产后腹痛，内有瘀血；土瓜根散用之治经水不利，少腹满痛。据现代研究表明，本品可改善老年人因运动减少而致的血流量缓慢，增强骨骼的营养，促使骨矿含量逐渐增多，从而缩短骨形成周期及骨再塑造周期，提前骨折愈合时间。

龟版

为龟科动物乌龟的甲壳（主要为腹甲）。味咸、甘，性平。具有滋阴潜阳，益肾健骨，养血安神，调经止血的功用。治疗阴虚阳亢，或热性病阴液大伤后虚风内动的惊厥，头晕目眩，心烦不宁，五心烦热，以及肾虚引起腰酸胫楚，筋骨瘦弱，步履维艰，背驼，失眠健忘等症。现代研究表明，本品含胶质、脂肪及钙盐，对治疗骨质疏松相关的疼痛有一定的疗效。常可配合山萸肉、补骨脂、杜仲、牛膝、地黄等同用。龟版熬煮成的固体块即为龟版胶，功用与龟版类同，其滋阴补血的作用较优。鹿角胶能补阴中之阳，通督脉之血，而龟板胶补阴中之阴，益任脉之血。二者合用，阴阳惧补，相得而益彰。

淫羊藿

为小檗科多年生草本植物淫羊藿及同属植物箭叶淫羊藿的茎叶。味辛、甘，性温。归肝、肾经。具有温补肾阳，强壮筋骨，祛风除湿的功用，治疗肾阳虚衰引起的阳痿遗精，筋骨萎软，腰膝无力，半身不遂，风湿痹痛，肢体麻木拘挛等症。《本经》：主阴痿绝伤，茎中痛。利小便，益气力，强志。《别录》：坚筋骨。消瘰疬、赤痈；下部有疮，洗，出虫。《日华子本草》：治一切冷风劳气，补腰膝，强心力，丈夫绝阳不起，女子绝阴无子，筋骨挛急，四肢不任，老人昏耄，中年健忘。《医学入门》：补肾虚，助阳。治偏风手足不遂，四肢皮肤不仁。现代药理研究证实，本品具有雄性激素样的作用，可明显加强去势诱导的骨质疏松动物模型的成骨细胞活性，增加成骨细胞数量，使类骨质形成增多。还可影响骨的再塑造周期，缩短骨吸收周期。恢复因性激素水平下降而引起的骨量丢失，阻止与延缓骨质疏松的发生与发展。本品又具有降压、抗过敏、抗炎及调整机体免疫功能等作用。

紫河车

为健康人的胎盘。味甘、咸，性温，入肺、心、肾经，有大补气血、益精之功能，能治疗各种虚损、精血不足。即所谓"精不足，补之以味"。现代研究表明，本品含蛋白质、糖、钙、维生素、免疫因子、女性激素、助孕酮、类固醇激素、促性腺激素、促肾上腺皮质激素等，可提高性激素水平，增加成骨细胞活力，促进骨组织代谢，能缩短骨折愈合时间。同时本品能提高机体的免疫功能，增强机体抗病能力。本品含有与血液凝固有关的成分，可促进创伤愈合。因本品腥味较重，一般不入汤剂，可以干粉装入胶囊中吞服。

鹿茸

为鹿科动物梅花鹿或马鹿的尚未骨化的幼角。味甘咸，性温。能生精补髓，益肾助阳，强筋健骨。治疗虚劳，精神疲乏，头晕目眩，耳鸣耳聋，腰膝酸软，阳痿滑精，子宫虚冷，崩漏带下等症。《别录》：疗虚劳洒洒如疟，羸瘦，四肢酸疼，腰脊痛，小便利，泄精，溺血，石淋，痈肿，骨中热，疽痒。《药性论》：主补男子腰肾虚冷，脚膝无力，梦交，精溢自出，女人崩中漏血。《纲目》：生精补髓，养血益阳，强健筋骨。治一切虚损、耳聋、目暗、眩晕、虚痢。

现代研究发现，本品中抽提出的鹿茸精为良好的全身强壮剂，它能提高机体的免疫力，改善睡眠与食欲，降低肌肉的疲劳，能扩张外周血管，对衰弱的心脏有明显的强心作用。本品还具有激素样作用，促进人体的生长、发育，改善能量代谢，调节钙、磷代谢的功能，保持骨密度峰值，能增强再生过程，促进骨折修复。鹿角胶系老化的鹿角煎熬而成的胶块，功用与鹿茸大致相似，但补力缓，久服方能见效。

天然药物中含钙量高、有利于骨钙补充的还有：石决明、海蛤壳、瓦楞子、海浮石、大茴香、丁香、钟乳石等。

天然药物具有补肝益肾，强筋壮骨作用，能调节骨代谢，促使骨钙化的还有：黄精、山药、覆盆子、续断、牛膝、狗脊、桑寄生、鳖甲、女贞子、骨碎补、肉苁蓉等。

天然药物中具有类似激素样作用，调节内分泌，促进钙吸收与利用的还有：熟地黄、何首乌、蛤蚧、仙茅、锁阳、阳起石、潼蒺藜、原蚕蛾、巴戟天、广狗鞭、鹿鞭、海狗肾、附子、肉桂、冬虫夏草、海龙等。

天然药物中含有对骨质有促生长作用与保护作用的氨基酸、维生素及微量元素的还有：当归、白芍、白术、茯苓、北沙参、石斛、扁豆、百合、赤小豆、白果、薏苡仁、赤石脂、玉竹等。

预防调养篇

☺ 骨质疏松症患者需要静养吗?

一些已确诊为骨质疏松的老年朋友听人说,这种病容易骨折,因而不敢多活动,更不敢进行体育锻炼,成天不是躺着就是坐着。其实,这种理解是片面的,这种做法也欠妥。因为,运动可以强筋健骨,改善骨骼的血液循环,增强骨密度,特别是在户外阳光下活动,还可以增强维生素D的合成,而有助于钙在体内的吸收与利用。所以运动对防治骨质疏松症十分必要。如果长期卧床和静坐,会加速骨质疏松,导致恶性循环。预防骨折的关键在于注意防护,防止意外跌倒。即使已卧床不起的患者,也应该经常让家人把自己推到户外,晒晒太阳,让别人帮助自己活动和锻炼。否则,这种患者容易发生"废用性骨质疏松"。

☺ 喝骨头汤能补钙吗?

很多人认为骨头里含钙量很高,因此,常用慢火炖骨头汤喝以补钙。这种传统的补钙法欠科学。因为,骨头汤里含钙量并不高,特别是汤里脂肪含量高,而脂肪与钙结合成皂化物,又会妨碍钙的吸收与利用。如果能在烧骨头汤时放些醋,再去掉过多的脂肪、这样可以增加钙的吸收与利用率,起到一定的补钙作用。

☺ 含钙高的食物不宜与哪些蔬菜一起吃?

许多老人认为豆腐含钙多,经常豆腐烧菠菜补钙。这种做法是不正确的,由于菠菜含有较多的草酸,非常容易与钙结合成为不溶性的钙盐,很难被人体吸收利用。所以,含钙高的食物不宜与菠菜一起吃,含草酸较多的蔬菜还有茭白、竹笋、洋葱、苋菜和韭菜。

❂ 多吃钙制品就能补钙吗？

许多人误以为骨质疏松就是缺钙，而多吃含钙丰富的食品或钙制剂就能补钙。他们不了解钙被人体吸收和利用，是有其他条件的。它们是：

（1）维生素D的参与。有人称维生素D是打开钙代谢大门的一把金钥匙，没有它参与，人体对膳食中钙的吸收还达不到10%。

（2）长期吸烟，长期饮用咖啡、茶或过量饮酒者，会影响钙的吸收与利用。

（3）长期服用激素类药物，也会妨碍钙的吸收与利用。

（4）患有慢性胃肠道疾病者，钙的吸收会减少。

因此，对骨质疏松症必须采取综合疗法，而且必要时应在医生指导下，应用维生素D制剂、降钙素、骨吸收抑制剂以及绝经期女性雌激素的合理使用，切不可误以为这是一种小毛病而掉以轻心。

❂ 年轻时就要预防骨质疏松吗？

人体的骨量变化有一个增加、高峰、然后减少的过程。儿童和青少年是骨量增加的时期，35岁以后骨质量开始下降，女性绝经后，骨量下降的速度明显快于男性。如果年轻时努力提高自己的骨峰值，也就是说增加其体内骨的库存量，这样在老年后就需要较长时间才能丢失到骨质疏松症的状况。因此患骨质疏松症的可能性也会减少。如果骨组织的储备量很少，随着逐年流失（特别是女性绝经后骨丢失要更快），骨质疏松症必然提前来到。预防的关键在于获得较高的骨峰值和减慢或减少骨量丢失。所以骨质疏松症的预防应从儿童和青少年时期开始，"防患于未然"。

❂ 晒太阳可以预防骨质疏松吗？

日光中含有红外线和紫外线，对身体所起的健康很重要，日光中的红外线可以扩张血管，促进血液循环与新陈代谢，改善心肺功能；紫外线则具有较强的杀菌能力，增强机体皮肤的免疫力与抗病力。紫外线还有更重要的作用是促进皮肤合成维生素D，维生素D促进小肠对钙、磷的吸收，参与骨代谢过程，增进骨对骨盐的吸收，直接促使骨的加速形成与钙化，有助于防治骨质疏松症。

在晒太阳时要注意以下事项：① 每日光照15～30分钟，即可产生人体生理所需维生素D，故一般不宜在阳光下暴晒时间过长。② 要根据不同的季节与地区确定光照的时间。一般夏季以上午8～10时，下午以16～18时较为适宜；冬季可以到户外晒太阳或散步为主。③ 避免在强烈的阳光直接照射下长时间暴晒，否则容易出现皮肤潮红、起泡等灼伤症状，严重者甚至可诱发皮肤癌变。因此在晒太阳时需用薄布或衣物等遮盖裸露的皮肤，最好选择在树荫下或屋檐下等，这些地方虽然不能接受太阳光的直接照射，但从地面上反射的紫外线能满足人体对维生素D的需求。④ 晒太阳时要注意保护眼睛，尤其夏天阳光充足，最好准备一副有色眼镜，防止阳光直接射入眼睛，损伤视网膜，造成视力减低，甚至失明等严重后果。⑤ 晒太阳应与运动相结合，如户外散步、慢跑等，这样更有利于钙的吸收，骨钙沉积。⑥ 晒太阳应与食物营养摄入相结合，特别要增加高钙食品的摄入量，这对防治骨质疏松症十分有益。

◎ 锻炼身体对防治骨质疏松症很重要吗？

锻炼身体是增强体质的重要手段之一，运动锻炼也与骨健康有十分密切的关系，它能改善与维持骨的健康结构，有效防治骨质疏松症。国内外专家一再强调：积极的运动，加上合理的膳食，是预防骨质疏松症的理想模式。

骨的生长、发育、成熟与衰老虽与人的生命活动一样是一种不可抗拒的自然规律，但它受到诸多因素的影响与制约，其中运动负荷是重要的因素之一。运动锻炼可以改善骨骼的血液循环与代谢，增加外力对骨骼的刺激，可使成骨细胞的活性增强，减少骨钙的流失，是防治骨质疏松症的重要手段。运动锻炼一方面通过机械力直接作用于骨，使肌肉、骨骼变得粗壮有力；另一方面通过增加肌肉舒张与收缩，间接作用于骨，刺激骨的生长、发育，使骨密度增加，骨质变得更加坚固，延缓骨质疏松症的发生，提高抗骨折的能力。

研究表明，适当的运动锻炼可刺激未成年人骨骼，完成正常的生长、发育过程，使皮质骨与小梁骨明显增加，促使骨量达到峰值；对成年人的骨骼，适当的运动可以刺激骨骼，使骨量增加或保持峰值骨量；对绝经后妇女，适当的体育锻炼既可防止因运动负荷减少引起的骨量丢失，也可防止因性腺功能减退而造成的骨量丢失；对老年人来说，适当的运动能明显改善肌肉神经功能，增加肌肉的强度，可防止或延缓骨质疏松症的发生。

◎ 怎样掌握合适的运动量？

运动量过小，不能达到锻炼的目的，使骨量水平得以提高。运动量过大，则容易造成过度疲劳，甚至可发生运动损伤。那么，多大运动量才合适呢？

（1）自我感觉

合适的运动量是锻炼后感到精力充沛，睡眠、食欲良好，无心悸、气短、胸闷，虽有疲劳感，经休息后很快恢复。如果锻炼后自觉十分疲劳，食欲减退，睡眠不好，经休息后仍感觉浑身乏力，甚至对锻炼产生厌倦感，这表明运动量过大，应及时调整，适当减少运动量。

（2）脉搏

脉搏的次数与运动量的多少呈正相关，也就是运动量越大，脉搏就越快。老年人运动后脉搏次数较运动前增加60%～65%为宜，通常保持在110～120次/分较为合适，即运动前的脉搏次数×60%或65%+运动前的脉搏次数＝运动后的脉搏次数。例如运动前脉搏次数为70次/分，运动后的脉搏次数的计算公式为$70 \times 60\% + 70 = 112$，或$70 \times 65\% + 70 = 115.5$，也就是运动后的脉搏应以112～116次/分为宜。

另外还要注意观察结束锻炼后脉搏恢复到运动前水平的时间。一般健康老年人运动后的脉搏应在5～10分钟内恢复正常为宜。运动后脉搏过快或恢复过慢则表明运动量过大，应作适当调整。

（3）呼吸

可根据呼吸的频率变化来评估运动量，一般每分钟的呼吸次数不应超过24次，较运动前增加5～10次为宜，停止运动后应在5～10分钟内恢复正常。

（3）体重

一般刚开始锻炼的人，3～4周后体重会逐渐下降，这是由于新陈代谢增加，体内脂肪减少所致，尔后体重将会保持在一定的水平上。如果出现体重进行性下降，明显消瘦，可能是运动量过大的缘故，必须减少运动量。如运动量减少后仍出现体重持续下降，可能是其他原因所致，应及时到医院检查。

❂步行对骨质疏松症患者有利吗?

步行是很好的锻炼身体的方法。因步行和缓轻松，调节大脑皮层功能，消除疲劳，还能促进血液循环与胃肠有规律的活动，改善呼吸功能，能锻炼肌肉，活动筋骨，刺激骨骼，增加与维持骨量以及骨的强度，有效防止骨质疏松与骨质疏松引起的骨折。

一般来说，步行应保持中速，即每分钟80～90步或快速，即每分钟100步以上，每日应步行1小时左右，总量达6000步为宜，否则不能达到预期的锻炼目的。

目前社会上流行的倒退步行可以调整平时不太用的肌肉、改善血液循环，减轻或消除腰背肌疲劳酸痛，对防治骨质疏松症有好处，但必须在平地或无障碍处倒退行走为宜，避免因摔倒造成骨折或其他软组织损伤。

☸游泳对骨质疏松症患者有利吗？

游泳是一项全身性的体育运动，对老年人十分合适。它利用水的物理作用刺激人体以增强心肺功能，利用水的浮力抵消人的大部分体重压力，改善肌肉的力量与关节功能的灵活性，使全身肌肉与关节得以协调、敏捷。游泳可直接刺激骨骼、肌肉，对维持骨量，防止骨量的丢失有很大好处，是预防骨质疏松症的一项极佳的锻炼方法。

☸老年人游泳时应注意哪些问题？

老年人游泳速度不宜过快，时间不宜过长，一般每日锻炼一次，游程以不超过500米为宜，或每周锻炼3次以上也可。

老年人游泳要注意以下几点：

（1）下水前应做3～4分钟准备运动，如伸展弯曲颈、肩、臂、腰、腿、膝部，以防在水中发生腿脚抽筋。

（2）运动量要适中，游程与时间不宜过长，要循序渐进。初练者每游50米后应休息片刻，适应后可逐渐增多。

（3）选择游泳作为体育锻炼项目前，应作全面的体格检查，如有严重心血管疾病者不宜参加游泳锻炼。

（4）到江河参加游泳锻炼，要注意安全，应结伴而行，不要到急流或有漩涡处游泳。对不熟悉的地方，不要猛然下水。

（5）游泳的水温不宜过低，水温过低容易引发脑血管意外，初练者最好从夏天开始。身体素质好，有多年游泳训练与冷水浴锻炼经验的老年人才可参加冬泳锻炼。

☸慢跑对骨质疏松症患者有利吗？

慢跑作为一种重要的锻炼身体的方式，为越来越多老年人所接受。慢跑能改善心脏的泵功能，改善大脑皮层功能，增加肺活量，促进脂质代谢，对防治冠心病、高血压、高血脂与肥胖症有较好的作用。同时慢跑又能直接刺激骨骼，增加骨矿含量，防止骨量过多丢失。慢跑能增加肌肉的舒缩活动，对骨骼又起到间接的刺激作用，增强骨的代谢。运动负荷可使皮质骨与小梁骨形成明显增加，骨的抗折力也随之增加。

慢跑前先要做预备活动，使全身肌肉放松，并使心跳、呼吸与运动相适应。慢跑的速度以每分钟跑100~120米为宜。初练者可跑5~10分钟，然后逐步增加到15~20分钟，甚至可增加到30分钟。慢跑时动作要舒展，不要僵硬，脚步要轻快，不宜抬腿过高，要全脚着地，不要踮足跑，以免拉伤跟腱或腓肠肌。慢跑要量力而行，以身体微微出汗，感到舒适、不气短为宜。慢跑结束后，不要立即停止不动或马上坐下休息，而应慢步行走或原地踏步3~5分钟，然后再恢复到安静状态。

❀ 跳跃运动可以预防骨质疏松吗?

跳跃运动是预防骨质疏松的好方法。高冲击力训练（如踏步、跳跃等）被认为对髋部是很好的骨源性刺激。除了加强肌力、改善柔韧性外，该运动方式还能抑制破骨细胞的骨吸收作用。

美国科学家最新研究发现，在各项锻炼中，跳跃运动是预防骨质疏松的好方法。科学家对绝经前后的女性进行观察研究，发现每天进行上下跳跃的女性。坚持一年后都出现骨密度的增加，最易发生骨折的髋部，骨质的密度竟然增加了3%。科学家认为：这是由于在进行跳跃运动时，不仅加速了全身的血液循环，而且地面的冲击力更可激发骨质的形成。跳跃运动的方法很简单，反复上下跳动即可，不受场地、时间限制。原地单脚左右轮流跳、双脚跳都可以，每天上下跳50次就可以。跳绳、动作不太激烈的舞蹈等也是不错的选择。但要循序渐进，次数由少到多，不可急于求成。

◎骨质疏松症并发股骨颈骨折如何运动？

在骨质疏松患者合并股骨颈骨折的综合治疗中，其运动调护对于骨折的愈合及全身性的骨质疏松都有重要的作用。

自主活动是最主要的运动方式。通过自主活动，保持肌肉紧张，利用肌肉的收缩作用，使骨折断端稳定，以健肢带动患肢，帮助患肢恢复，动作要协调、对称、平衡、多方向，循序渐进，逐步加大。自主活动的练功形式和活动量的大小主要依据骨折愈合的发展。在骨折后1～2周内，主要有局部疼痛，肢体肿胀明显，骨折端不稳，并发的软组织损伤需要修复。在疼痛稍缓解时，要限制活动，可开始做股四头肌等长性收缩运动。其具体做法是：绷紧伤肢股四头肌，肢体不动，用劲使伤肢的肌肉收缩而隆起，并维持数秒钟，然后放松，使肌肉舒张，每次20～40遍，每日3～4次。有利于消肿、防止肌肉萎缩、预防关节粘连。亦可开始踝关节的背伸运动。每次20～40遍，每日2～3次。

骨折后3～4周内，局部疼痛消失，肿胀消退，一般性软组织损伤亦可修复，骨折断端亦初步稳定。只要病人肌肉有力，骨折部不疼，可做一些关节的伸展运动，先由单一关节开始，而后几个关节协同锻炼。可做踝关节的屈伸运动，每次20～40遍，每日3～4次；可做膝关节的屈伸运动，每次20～30遍，每日2～3次。

伤后5～10周，局部软组织基本恢复正常，骨折断端有相当的稳定度，在夹板或内固定保护下，除了髋关节的旋转或内翻等动作外，可做各相关关节的活动，其次数及活动度都可增大。亦可训练扶拐下地负重，直到临床愈合，解除外固定为止。

伤后10～12周内，骨折已达临床愈合标准，局部无压痛，不肿，骨折部无纵向叩击痛，局部无异常活动，X线片提示外固定可解除。此段时间内，不可做盘腿、负重训练，不可侧卧位。另外需注意的是，长时间卧床病人应每天锻炼深呼吸，拍胸咳嗽，以利于痰液的排出，防止肺炎的发生；应穿上"丁"字鞋，防止患肢外旋；注意局部受压部位的护理，防止褥疮，鼓励患者多饮水，多排尿，以防止泌尿系感染；要注意全身性的活动，以缓解骨质疏松，促进血液代谢。

被动的运动主要是按摩手法，贯穿于整个运动调护的全过程，但初期操作时，手法宜轻柔，以不增加病人痛苦，不使骨折移位，不加重局部的损伤为原则。按摩可消肿，促进血液循环，解除粘连，防止关节挛缩及肌肉萎缩，从而促进骨折的愈合以及骨质疏松的改善。

若患者采取的是坚强的内固定，则术后在能忍受疼痛的情况下，早下地负重，早进行关节、肌肉的锻炼，才有利于骨折愈合及骨质疏松的改善。

❂ 股骨颈骨折愈合后如何进行康复锻炼？

股骨颈骨折常见的并发症是股骨头坏死，即使股骨颈骨折愈合后仍可能发生。所以，股骨颈骨折愈合后的康复锻炼很重要，既要注意防止发生股骨头坏死，又要治疗全身骨质疏松症。

（1）股骨颈骨折愈合后的近期，最好要扶拐行走，以减轻身体对股骨头的压力。可以选择骑三轮车进行户外运动，既安全又可进行全身骨关节、肌肉的运动。还可以做腰背肌锻炼。

（2）股骨颈骨折愈合3～5年后，经X线检查无股骨头坏死征象，可以进行慢跑、散步运动。最好不进行快跑、跳跃等运动。

（3）股骨颈骨折后不论哪段时间，都要大量补充钙，进行户外活动，"晒太阳"。促进钙的有效吸收。

❂ 骨质疏松症并发桡骨远端骨折如何进行运动锻炼？

桡骨远端骨折早期，即1～2周内，可屈伸肘关节及活动肩关节，每次30～40遍，每日3～4次。也可做指间关节和掌指关节的屈曲和伸展动作，不要做拇指的伸直、外展以及握拳等动作。骨折2周后，可做腕掌尺侧运动。一般3周后，软组织损伤恢复，新骨开始生长，外固定尚未去除，可在别人帮助下做握拳锻炼，但不可做腕关节的旋转运动。骨折4~6周后，外固定去除，可进行腕关节的屈伸及前臂的旋转锻炼。以后根据个人的承受能力，逐步加大活动范围及活动时间。

注意在整个运动过程中，需配合全身的运动，以通过对骨骼的机械刺激，改善骨骼肌肉系统的代谢，缓解骨质疏松的症状，增加骨量，改善骨质疏松。

另外，在整个运动过程中需配合局部的固定以及按摩手法，以改善全身肌肉和局部血供，促进骨折的愈合。

骨折的初中期不适宜选择较剧烈的全身运动，应选择相对缓慢的运动，如散步。1~2周后，骨折部位无疼痛，可选择慢跑，适当地加大运动量。

骨折的后期，骨折愈合，拆除外固定，除进行腕关节的功能锻炼外，还要加大全身运动量，可以进行慢跑、扭秧歌、跳舞等活动，并且可增加运动时间，以不出现疲劳感为度。

❂ 骨质疏松症病人如何预防脊椎压缩性骨折？

脊椎压缩性骨折是骨质疏松症的常见并发症。怎样才能预防胸腰椎压缩性骨折的发生呢？

（1）补充钙及活性维生素D

要减少骨量的丢失，维持骨量，使骨质疏松症病情稳定。就必须要持之以恒地补钙及活性维生素D，保证每天钙摄取量1200mg以上，多食含维生素D的食物，如肝脏、蛋黄、奶类等，多晒太阳，也会促进活性维生素D的合成。

（2）加强肌肉功能锻炼

加强肌肉功能锻炼，尤其是腰背肌肉功能锻炼，有助于防止胸腰椎压缩性骨折。

（3）减少受伤的机会

干家务活、出门行走、乘车等活动，要尽量防止脊椎受到外伤。

严重的骨质疏松症病人，要卧硬板床，必要时配带腰围，保护胸腰椎椎体。

◉ 胸腰椎压缩性骨折病人需要做腰背肌功能锻炼吗？

胸腰椎压缩性骨折卧床时，需要进行腰背肌功能锻炼。

由于胸腰椎骨质疏松导致的压缩性骨折，使椎体前窄后宽，呈"楔状"改变，腰背肌锻炼能增加椎体前缘肌肉的张力，故有利于被压缩椎体前缘恢复原形。另一方面，坚强的腰背肌肉有利于保护骨质疏松的脊柱，有利于减少椎体压缩性骨折引起的腰背疼痛后遗症。

腰背肌功能锻炼要循序渐进，活动量过大会引起疼痛。

◉ 骨质疏松性胸腰椎压缩性骨折如何进行运动锻炼？

骨质疏松症的常见症状为腰背部疼痛和脊柱畸形等。当合并胸腰椎压缩性骨折时，初起多有疼痛程度加重，而且日常生活受到限制。

一般急性期原则上应卧床休息1～2周，卧位姿势：仰卧位时膝关节稍屈曲，下方垫一软枕；俯卧位时，将软枕置于腹下，上肢伸向前方；侧卧位时，下方的上肢肩关节屈曲90度，肘关节屈曲，前臂置于枕旁，髋膝关节屈曲，可在膝关节处夹一软枕。

急性期内可做四肢的活动，随症状减轻加大活动量。也可在1周后用轻手法缓解肌肉紧张，同时做腰背肌的静止性收缩训练。在2～4周可根据病情进行腰背肌功能锻炼，按照医生指示进行，1日1次，每次各动作做10遍。疼痛加重时停止训练。

慢性期强调日常生活中的正确姿势和运动疗法的重要性，禁止对椎体易造成损伤的动作及姿势、训练等，如不能剧烈地做身体的旋转动作等。

继续进行腰背肌肌力训练，可适当增加运动量，进行背部肌肉的抗阻力练习。

在头上方悬吊一根弹力带，双臂展开，双手握住两端，用力向下牵拉，也可将弹力带踩于双脚下，两手握住两端做向外向上方向的牵拉，还可将弹力带从身体后方通过，双手举过头握住两端牵拉，以提高腰背肌力量。

总之，对于骨质疏松症合并胸腰椎体压缩性骨折患者的治疗主要是采取功能锻炼，通过腰背肌等肌力的改善而使症状得以改善。

❁ 怎样锻炼能增加腰背肌的力量呢？

锻炼腰背部肌肉的目的是增加肌肉力量，稳定脊柱，减轻脊拄的变形，缓解疼痛。仰卧位锻炼方法如下：

（1）五点支撑法

用头部、双肘及双足（共五点）支撑身体，使背部、腰部、臀部、双下肢离开床面，身体呈弓形，反复锻炼。

（2）三点支撑法

用头部及双足将身体支撑起，使腰背部呈弓形，尽可能后伸。

（3）四点支撑法

用双手及双足支撑身体，使头部、背部、腰部呈"拱桥"形状。本方法适合于年龄较轻、体力较好者。

俯卧位锻炼：

第一步：俯卧于床上，双上肢平放于身体两侧，掌心朝上，同时抬头挺胸，使头、胸及双上肢离开床面。

第二步：双下肢伸直并尽量使其向上抬起，双下肢可交替抬起，也可同时抬起。

◎ 富含钙的食物有哪些?

在普通食物中,乳制品是含钙最丰富的食品,某些绿叶蔬菜和鱼也富含钙质。

下列食物含钙丰富:牛奶、虾皮、海带、大豆粉、干酪、酸奶等。下列食物含钙较多:杏仁、鱼、绿叶蔬菜、榛子、冰激凌、鱼子酱等。而植物油、动物脂肪、牛肉、禽类、果汁、鲜果、南瓜、西红柿、黄瓜、玉米、马铃薯、糖等食物含钙则较少。

◎ 富含磷的食物有哪些?

一般食物中,肉、禽、鱼类含磷较多,其含量比钙多12~20倍,大米中磷的含量比钙多6~18倍。

下列食物含有丰富的磷:花生粉、全谷粉、可可粉、鱼粉、米糖、禽肉、南瓜子、西葫芦籽等;牛肉、鱼、海产品等食物含的磷较高。面包、蛋类、蔬菜等含磷量较少。

几乎所有的天然食物中都含有磷,不同的食物,含磷量不同。而且,磷在胃肠道均可被吸收,不像钙那样,需要其他物质的协助。所以,只要是正常的饮食就不存在缺乏磷的问题。对于禁食的人,如长期静脉营养的病人,平均每天磷的需要量约0.88g。若高磷饮食时,其排出量也增加;反之,低磷时排出量降低,基本上维持平衡。若需补磷,可用骨粉、麦芽、磷酸钙、磷酸铵等做补充。

◎ 富含维生素D的食物有哪些?

维生素D是人体健康所必需的营养素之一,在调节体内的代谢中发挥重要作用。

虽然这类物质的需要量比较小,但由于体内不能合成或合成不足,所以要通过饮食摄取。维生素通常分为脂溶性和水溶性两类，对钙吸收影响较大的维生素D和维生素A就是脂溶性维生素。水溶性维生素主要是B族维生素和维生素C。

● 影响钙吸收的因素有哪些？

能影响钙吸收的因素很多，但主要有以下几方面。

（1）维生素D

通过人和动物实验均表明，钙的吸收与膳食中维生素D的含量有明显关系。在人体观察中也表明这一点，成人每日口服150IU的维生素D时，钙的吸收就明显的增高。因为维生素D的缺乏，可使钙和磷的吸收下降，而血钙下降就影响羟磷灰石的形成。

（2）乳糖

动物实验表明，如在膳食中有足够的乳糖，则可吸收较多的膳食钙。因乳糖可增加小肠吸收钙的速度。

（3）蛋白质、钙、磷

一些学者证实，如钙磷的摄入量较低，蛋白质摄入量也低，不容易维持钙平衡。膳食中的蛋白质可以增加由小肠吸收钙的速度。这可能是由于在蛋白质消化过程中释放出的氨基酸（尤其是赖氨酸和精氨酸），可与钙形成易吸收的钙盐。

（4）膳食中钙与磷的比值

在矿物质的相互关系中，以钙、磷比值最为重要。虽然营养学家一般认为钙、磷比值在2：1与1：2之间均能令人满意，但他们推荐：婴儿期的钙、磷比值以1.5：1为宜，以后均维持在1：1为宜。通过动物实验证明，钙、磷比值低于1：2时，钙从骨骼中溶解和脱出增加，严重时可导致骨质疏松症。

（5）抗生素

有报告认为，有些抗生素可增加钙的吸收，如青霉素、新霉素等。

（6）氨基酸

动物实验表明，赖氨酸、精氨酸、色氨酸等均可增加钙的吸收。有研究显示，尤以赖氨酸作用最为明显。

（7）植酸盐类和草酸

因为它们均存在于常见的食物中，并可与钙形成不易被吸收的盐类，除非再经酶的水解和破坏。也有人提出，因黑麦中含有较多的植酸酶，它可破坏植酸与钙的结合。为此，有人主张在面食中加些黑麦，以减少钙的破坏。

（8）大量磷酸盐的摄入

国内外学者的实验，均说明摄入大量磷酸盐可与钙形成难溶性的盐类，从而减少钙的吸收。但也有些实验并不支持这一论点，还有待进一步探讨。

（9）肾上腺皮质激素

肾上腺皮质激素及其合成的同系物，这些均不利于钙的吸收。

（10）激素

激素对维持钙的代谢是重要的。但在维持血钙浓度方面要受甲状旁腺激素、降钙素及维生素D的调节。当血钙下降时，甲状旁腺素分泌增加，刺激1，25-二羟基维生素D_3的合成，促使肠道中钙的吸收及骨骼中钙的释放增加。相反，血钙增加，使甲状旁腺素下降，而降钙素增高。

（11）脂肪

从膳食中摄入过多脂肪或脂肪吸收不及，可导致游离脂肪酸过多，它可与钙结合成不溶性的钙皂，从粪便中排出。

（12）乙醇及尼古丁

摄入过量的乙醇、尼古丁均影响钙的吸收，所以应避免过量饮酒与吸烟。

（13）酸性介质

酸性介质有利于钙的吸收，因较低的pH值，可使钙保持在溶解状态。所以钙大部分在小肠上部酸性环境中被吸收。

（14）碱性药物或含碱量多的食品

碱性药物或含碱量多的食品，可使钙的吸收降低。

（15）年龄

老年人由于饮食减少，胃肠功能减弱与户外活动减少，使肠钙吸收能力下降；绝经后妇女，雌激素水平低下，可干扰肠钙的吸收、利用。

（16）其他

① 如过量的纤维素和应激状态也不利于钙的吸收。② 男性钙的吸收高于女性，这可能与性激素有关。缺乏运动时，钙的吸收减少。

◎ 怎样加工和储藏食品能减少钙的损失？

钙是人体不可缺少的营养素。如何减少钙在日常烹调过程中的损失是一个很值得注意的问题。减少蔬菜水果中钙的丢失应注意以下问题：① 切菜时块不要太小，以减少过多的暴露面，从而减少钙、磷的损失；② 尽可能保留食物的外皮，可以采用消毒液浸泡或毛刷刷洗的方法进行清洁和消毒，以保留住食物果皮中所含的矿物质；③ 在煮水果干或干菜时，要用原浸泡液，从而减少钙的丢失；④ 烹调时间越短越好，以避免钙、磷的流失；尽量使用类似高压锅、微波炉之类的烹调工具缩短烹饪时间，也可达到减少矿物质丢失的效果；⑤ 改变某些饮食习惯，如不要把菠菜和豆腐同煮，更不要长期食用精米、精面等，以增加钙的摄入和吸收；⑥ 加工冰冻食品时最好不要进行预先解冻，以免矿物质随解冻汁液流失。⑦ 尽量食用新鲜蔬菜，缩短蔬菜、瓜果在冰箱或地窖里的储存时间，有调查发现，新鲜蔬菜、瓜果在冰箱中储存1周后，所含矿物质量将减少1/3～1/2；⑧ 大多数罐头食品的罐头液中含有较多的矿物质，勿随意丢弃；⑨ 加热牛奶时应不断地搅动，以免牛奶中的磷酸钙沉积在锅底；⑩ 烹调蔬菜时，可以加少量的水，以减少钙的损失；⑩ 把食物混合成匀浆状，经巴氏消毒、加热、干燥或酸化等，均可减少钙的损失。

增加食物中钙摄入的方法：主要是将食品中原先不易被机体吸收的

钙，通过烹饪转变成容易被机体吸收的形式。例如熬骨头汤时加点醋，可以使骨中的钙释出，帮助机体吸收。其他如小鱼、小虾连骨（壳）嚼碎一起吃等都有助于钙的吸收。中国民间有种将鸡蛋壳洗净晒干、磨成粉后和其他食物一起喂养婴幼儿的传统习惯，这也是一种行之有效的增加钙摄入和吸收的办法。

◎ 怎样合理配餐防治骨质疏松症？

补钙最好又最经济安全的途径就是通过食物来摄取充足的钙，每100ml牛奶中，大概会含有100mg的钙，而且牛奶中钙的吸收率非常高，除了提供钙以外，有的牛奶中还加了维生素D，还可以提供优质的蛋白、维生素和微量元素，有利于人体改善整体的营养状况。酸奶中的乳糖一半以上已经发酵成半乳糖，那么喝酸奶就可以减少乳糖不耐受的发生。还有大豆及豆制品的含钙量也非常高，而且豆制品的营养丰富，价格便宜，还能补充优质的蛋白卵磷脂、亚油酸、维生素B₁、维生素D和铁等。大豆蛋白提供的蛋白质不会引起人体的尿钙排出增加，而且所含有的大豆异黄酮类物质还有防止骨质疏松的作用。一些水产品，比方说虾、海带、紫菜、海鱼，还有一些坚果类的，如松子、山核桃、花生仁、芝麻酱等含钙量也很高。一些深绿色的蔬菜，比如说金针菜、茴香、萝卜缨子、芥菜、油菜、香菜、豌豆、大头菜等等，含钙量也很高，西兰花、甘蓝菜等这些十字花科的菜，它不仅含钙丰富，而且草酸的含量很少，也是钙的良好来源。

主食：应以米、面、杂粮为主，做到品种多样，粗细搭配合理。

副食：应多吃含钙多的食物，如牛奶、奶制品，虾米、虾皮、豆类、海藻类、鸡蛋等。

蔬菜：应以绿叶菜、花菜等为主。

每日要进食足够量的奶制品。美国学者主张每日至少进食牛奶720ml（约3杯）。日本学者也提倡在餐桌上摆放牛奶，以保持每日摄取适量的蛋白质和钙。

　　以经发酵面粉制成的食品为主食。因为酵母细胞能合成植酸酶，所以在发酵过程中，全麦粉内的植酸可被水解而破坏，从而可避免对钙、磷、锌的损失。有人主张在面食中加一些黑麦，以保护和增加钙的吸收，因为黑麦中含有较多的植酸酶，它可以破坏植酸与钙的结合，从而减少钙的损失。

食疗篇

猪骨芦笋汤

【原料】新鲜猪骨500g，猪肾1对，芦笋200g。

【制法】将新鲜猪骨洗净砸碎，与剖开洗净的猪肾同入锅中，加水适量，以大火烧开，撇去浮沫，加料酒、葱段、姜片、精盐，转小火煨炖1～2小时。待汤汁浓稠时加入芦笋煮5分钟，快出锅时放入味精、五香粉适量。

【食法】佐餐当汤，随量饮汤吃猪肾、芦笋。

【功效】温补肾阳，强筋健骨，补充钙质。猪骨除含蛋白质、脂肪、维生素外，还含有大量磷酸钙、骨胶原、骨黏蛋白等。芦笋富含多种氨基酸、蛋白质和维生素，其含量均高于一般水果和蔬菜，特别是芦笋中的天冬酰胺和微量元素硒、钼、铬、锰等，对调节骨代谢大有益处。

猪肉枸杞汤

【原料】枸杞子15g，猪肉500g。

【制法】分别洗净，猪肉切片，加水共煮。

【食法】汤食用。

【功效】滋补肝肾，益精明目。适用于肝肾阴虚型骨质疏松症患者。

黄芪虾皮汤

【原料】黄芪30g，虾皮50g。

【制法】先将黄芪切片，入锅，加水适量，煎煮40分钟，去渣，取汁，兑入洗净的虾皮，加水及葱、姜、精盐等调味品，煨炖20分钟，即成。

【食法】佐餐当汤服食。

【功效】补益脾肾，补充钙质，抗骨质疏松。虾皮含有丰富的蛋白质、钙、磷等，每100g虾皮含蛋白质39.3g、钙991mg、磷582mg，所以，虾皮素有"钙库"之称。

猪脊枸杞汤

【原料】猪脊骨1具，枸杞子10g，甘草6g。

【制法】猪脊骨洗净剁碎；2味中药以纱布包扎，与猪脊骨一同放入锅中，加水适量，小火炖煮2小即可。

【食法】分顿食用，食用量适中，以喝汤为主，并可吃肉及枸杞子。

【功效】滋补肝肾，益精明目。适用于糖尿病合并骨质疏松症患者。

海带排骨萝卜汤

【原料】猪排骨500g，海带200g，胡萝卜50g，黄酒、精盐、葱段、姜片各适量。

【制法】将海带用温水泡发，洗净后切成菱形小块；猪排骨洗净，剁成段，下开水锅中焯一下，捞出，胡萝卜，洗净，切成小块。锅内放入清水，下入排骨、姜片、葱段、黄酒，用中火烧开后撇去浮沫，改用小火炖1小时左右，加入海带块、胡萝卜块、精盐，煮10分钟即可。

【食法】分顿食用，食用量适中。

【功效】补肾，益精，养血。排骨除含蛋白质、脂肪、维生素外，还含有大量磷酸钙、骨胶原、骨黏蛋白等，海带含钙、磷、碘等。胡萝卜含蔗糖、葡萄糖、淀粉、胡萝卜素及钾、钙、磷等。

紫菜虾皮汤

【原料】紫菜30g，虾皮40g，鸡蛋2个，葱、姜、味精、猪油、香油各适量。

【制法】先将紫菜撕碎，用水浸泡，洗净，鸡蛋打在碗内搅合匀，虾皮去杂，洗净泥沙。锅内放猪油，烧热，再放葱、姜、炝锅，放入清水一碗，烧开后放入虾皮，紫菜、烧3分钟后倒入鸡蛋液，再烧2分钟，放入味精，香油即成紫菜虾皮蛋汤。

【食法】吃菜喝汤。

【功效】紫菜营养丰富，每100g含蛋白质24.5g、脂肪0.9g、碳水化合物31g、钙330mg、磷440mg、铁32mg、胡萝卜素1.23mg；鸡蛋、虾皮都含有丰富的钙、磷，是补钙佳品，鸡蛋黄还含维生素D，增加钙的吸收。

紫菜冬菇萝卜汤

【原料】紫菜30g，熟猪肉100g，胡萝卜35g，水发冬菇25g，豌豆20g，葱、姜、精盐、味精、胡椒粉、猪油、清汤各适量。

【制法】将紫菜洗净，撕成片；熟猪肉切成长方形片；冬菇洗净，去蒂，切成片；胡萝卜，洗净，切成片；豌豆洗净。将冬菇、胡萝卜豌豆均分别下入开水锅中焯烫断生，捞出沥净水。锅上火，放入清汤、猪油、烧开后，放进豌豆煮15分钟，再依次放入猪肉片、冬菇片、胡萝卜片、紫菜，烧煮5分钟，最后放入精盐、味精、胡椒粉，烧开滚几滚，调好口味、撒上葱花即可。

【食法】吃菜喝汤。

【功效】紫菜含钙、磷丰富，胡萝卜含丰富胡萝卜素、豌豆含钙、磷。此菜有补钙功效，猪肉脂肪含维生素D，有利钙吸收。

芡实羊肝油菜汤

【原料】芡实25g，羊肝500g、油菜100g，葱、姜、精盐、味精、胡椒粉、花生油各适量。

【制法】将芡实去杂质、洗净；羊肝放在自来水龙头下冲洗10分钟，然后放在水中浸泡30分钟后切薄片；油菜洗净去根和黄叶。锅内放花生油，烧热，再放葱、姜、炝锅，放入清水一碗，烧开后放入芡实烧煮30分钟后，加入羊肝煮10分钟，再放入油菜烧开，最后放入精盐、味精、胡椒粉，调好口味即可。

【食法】吃羊肝、油菜、喝汤。

【功效】补虚损，益精髓，抗骨质疏松。适用于虚劳消瘦、盗汗遗精、腰背酸痛、骨质疏松等症。

菟丝子狗肉汤

【原料】菟丝子20g、狗肉500g，姜、葱、盐、味精、料酒各适量。

【制法】将狗肉洗净，整块放入开水内余透，去净血沫，捞出切成块。将狗肉放入锅内，同葱、姜煸炒，加入料酒，然后将狗肉、姜一起倒入锅内炒一会，加清汤适量。再将菟丝子用布袋装好扎紧，与盐一起放入锅内，用大火烧沸后改小火烧至肉烂即成。

【食法】食肉喝汤。

【功效】温肾壮阳，补益精髓。适用于肾阳虚之骨质疏松症，及遗精阳痿，腰、膝冷痛等症。

桑椹牛骨汤

【原料】桑椹子50g，牛骨500g，姜、葱、盐、味精、黄酒各适量。

【制法】将桑椹子洗净，加酒、糖少许蒸制。将牛骨置开水中焯一下，捞出，再放入锅中加水、姜、葱适量，煮1～2小时，煮好后加入盐、味精及蒸制好的桑椹子即可。

【食法】食桑椹子、牛骨，喝汤。

【功效】滋阴补血、益肾强筋。桑椹子含有丰富的活性蛋白、维生素、氨基酸、胡萝卜素、矿物质等成分，营养是苹果的5～6倍，是葡萄的4倍，具有多种功效，被医学界誉为"二十一世纪的最佳保健果品。适用于肝肾不足和血虚精亏型骨质疏松症伴有头晕目眩，腰酸耳鸣，失眠多梦，津伤口渴，肠燥便秘等。

白菜豆腐汤

【原料】豆腐一块500g、白菜200g（切块）、粉丝100g、虾米一小把，花生油、葱、姜、盐、味精、香油适量。

【制法】干虾米用水洗净后用清水浸泡备用；豆腐切成2cm长的小块，白菜切成片，锅热后倒入少许油，油热后放入葱、姜炝锅，加入水一碗，开锅后加入豆腐及泡好的虾米煮10分钟，再放入白菜煮3分钟，最后加入盐、味精、香油适量即可。

【食法】食豆腐、白菜、粉丝、虾米，喝汤。

【功效】豆腐营养极高，含钙、铁、镁、钾、烟酸、铜、锌、磷、叶酸、维生素B_1、蛋黄素和维生素B_6。每100g结实的豆腐中，水分占69.8%，含蛋白质15.7g、脂肪8.6g、碳水化合物4.3g和纤维0.1g，能提供611.2千焦的热量。豆腐里的高氨基酸和蛋白质含量使之成为谷物很好的补充食品。豆腐脂肪的78%是不饱和脂肪酸并且不含有胆固醇，素有"植物肉"之美称。豆腐的消化吸收率达95%以上。两小块豆腐，即可满足一个人一天钙的需要量。白菜是物美价廉的蔬菜，每100g中含蛋白质1g、脂肪0.1g、膳食纤维1g、碳水化合物2.9g、胡萝卜素10μg、硫胺素0.02mg、核黄素0.01mg、尼克酸微量、维生素C8mg、维生素E0.06mg、钾109mg、钠39.9mg、钙29mg、镁12mg、铁0.3mg、锰0.08mg、锌0.15mg、铜0.01mg、磷21mg、硒0.04μg、碘0.6μg。虾米富含蛋白质、钙、钾、碘、镁、磷等矿物质及维生素A等成分。

牡蛎豆腐汤

【原料】牡蛎200g，豆腐200g，盐、味精、葱、大蒜、淀粉、花生油、虾油适量。

【制法】将牡蛎肉洗净，切成薄片，豆腐洗净切丁。锅置火上，放入花生油烧热，下蒜片煸香，倒入虾油，加水烧开，加入豆腐丁、精盐烧开，加入牡蛎肉、葱丝，用湿淀粉勾稀芡，放入味精即成。

【功效】牡蛎每100g含蛋白质11.3g、脂肪2.3g、碳水化合物4.3g、钙118mg、磷178mg，还含有铁、维生素B、维生素A、尼克酸、维生素E、碘、铜、锌等多种营养成分，豆腐也是补钙佳品。

海参香菇羹

【原料】水发海参100g，水发香菇20g，熟肉末20g，黄酒、精盐、味精、胡椒粉、葱、姜、猪油、鸡汤各适量。

【制法】将水发海参、香菇分别洗干净，并分别切碎。锅中放油烧热，放入葱、姜煸出香味，倒入鸡汤，再捞出葱、姜不要，倒入海参、香菇、精盐、黄酒、味精，煮沸后用湿淀粉勾芡，撒上肉末及胡椒粉，出锅即成海参香菇羹。

【功效】海参含有蛋白质、钙、钾、锌、铁、硒、锰、海参素、氨基己糖、己糖醛酸和岩藻糖等活性成分；具有补肾益精、滋阴健阳，补血润燥、调经祛劳、养胎利产等阴阳双补功效。能提高男性内分泌能力，提高女性的新陈代谢，促进性激素分泌，对于骨质疏松症有很好的作用。

虾仁鸡蛋羹

【原料】鲜虾仁100g，鸡蛋3个，精盐、酱油、黄酒、味精、香油、葱末、湿淀粉、干淀粉各适量。

【制法】将虾仁洗净，放入饭碗中，加入精盐、黄酒、蛋清、干淀粉，用手抓匀浆好，下入开水锅中氽熟，捞出，控去水。将鸡蛋磕入大碗中、加入精盐、黄酒、味精、葱末及适量水搅匀，上笼用旺火蒸成蛋羹。锅上火，加入水、黄酒、精盐、酱油、味精，烧开后，撇去浮沫，下入氽好的虾仁，用湿淀粉勾芡，淋入香油，浇在蛋羹上，虾仁鸡蛋羹即成。

【功效】虾仁、鸡蛋均含丰富的钙、磷物质，故此羹补钙功效显著、中老年人常吃，有利防治骨质疏松症。

银耳杏仁羹

【原料】银耳30g，甜杏仁20，鸡蛋1个，冰糖20g。

【制法】把杏仁放入盆内洗净，润透；银耳用温水发透，除去根蒂，撕成片状；冰糖打碎。把杏仁、冰糖同银耳放入蒸杯内，加入水；蒸杯置蒸锅内，用武火蒸30分钟即成。

【功效】滋阴补血，益气生津。适用于阴虚型骨质疏松症。

银耳杜仲羹

【原料】银耳20g，杜仲20g，冰糖150g。

【制法】用水煎杜仲，先后煎3次，将所得药汁混合，熬至约1000ml。将银耳用冷水泡发，去除根蒂，加水至文火上熬至微黄色。再将杜仲药汁连同银耳汁倒在一起，以文火熬至银耳酥烂成胶状，加入冰糖水调匀即成。

【功效】补益肝肾，壮腰健骨。适宜于肝肾阴虚型骨质疏松症。

芝麻核桃仁粉

【原料】黑芝麻500g、核桃仁各250g，白砂糖50g。

【制法】先将黑芝麻拣去杂质，晒干，炒熟，核桃仁炒熟，同研为末，加入白糖，拌匀后装瓶备用。

【用法】每日1~2次，每次25g，温开水冲服。

【功效】滋补肾阴，填脑髓、润五脏、长肌肉，抗骨质疏松。

仙茅金樱子炖肉

【原料】仙茅、金樱子各10g，猪肉500g。

【制法】猪肉洗干净后切块；仙茅，金樱子洗干净，捣碎，用纱布包好；仙茅，金樱子和猪肉一起加适量的水，置小火上炖煮到肉熟烂。

【用法】喝汤，吃肉，每日1~2次。

【功效】补肾阳、强筋骨、祛寒湿。适用于肾阳虚衰型骨质疏松症患者。

肉末口蘑炒豆腐

【原料】肉末100g，口蘑150g，豆腐250g，葱、姜、料酒、酱油、食用油、盐适量。

【制法】将口蘑用温水洗净，切成小片，留汤备用。将豆腐切成3cm见方的方块，放入热油锅中煎至两面微黄捞出备用。向热油锅中放入葱、姜丝和肉末，煸透后加入口蘑和煎好的豆腐，加入料酒、口蘑汤、食盐、酱油炒匀即成。

【吃用】佐餐食。

【功效】补益气血，补充钙质。适用于老年骨质疏松。

牛奶蘑菇油菜

【原料】油菜心500g，蘑菇300g，鲜牛奶150ml，味精、精盐、黄酒、水淀粉、白糖、高汤、植物油各适量。

【制法】① 将油菜心洗净，用刀顶头剖十字刀；蘑菇选中等个的，择去菇脚，洗净。

② 炒锅上火烧热，放入植物油烧至七成热，倒入菜心滑油，至菜心回软呈翠绿色时捞出，沥油，并将菜心头朝内码在盘的四周。

③ 炒锅烧热，放入底油，投入蘑菇煸炒，再加入黄酒、味精、精盐、白糖、高汤，烧开后用木淀粉勾芡，淋入植物油，出锅，盛在盘中油菜心内。

④ 炒锅再上火，加入鲜牛奶、味精、精盐，烧开后用水淀粉勾芡，浇在盘内菜心和蘑菇上即成。

【功效】牛奶（也称牛乳）是老少皆宜的营养食品，含有蛋白质、脂肪、糖类、钙、磷、铁、维生素B_1、维生素B_2、烟酸、维生素C、维生素A等成分，其钙含量高、吸收率也高，是人体理想的钙来源。用鲜牛奶250ml，煮沸饮，每日1～2次，对病后气虚、百病虚劳和软骨症、骨质疏松症均有治疗效果。健康人常饮牛奶，可强体壮骨，增加气力。因牛奶中含钙丰富，是老年人补钙、治疗骨质疏松症的最佳食品之一，优于单纯服用钙片。

油菜又名小白菜、青菜等，含有胡萝卜素、维生素B_1、维生素B_2、尼克酸、维生素C、蛋白质、脂肪、钙、磷、铁等，其胡萝卜素、钙含量较高。蘑菇每100g含钙量达127mg，还含有维生素D和较多的磷。

此菜是中老年人补钙的佳肴，应作为防治骨质疏松症的辅助食品，经常食用。

牛奶菜花

【原料】菜花250g、牛奶100ml，猪油、精盐、味精、黄酒、白糖各少许，鸡油，水淀粉适量，鲜汤200ml。

【制法】将菜花择洗干净，按一朵朵小花瓣下，放入开水锅里煮透，捞出放入凉水盆里冲凉，凉后再捞出控干水分。炒锅上火，放入猪油，待油热后，下入高汤、黄酒、盐、味精、白糖，随后下入菜花，烧透，下入牛奶，待汤汁微开时用水淀粉勾芡，淋入鸡油即成。

【功效】菜花含有钙、磷、铁等矿物质及多种人体所需要的微量元素，尤其含有较多的胡萝卜素和维生素C。每100g菜花含蛋白质2.1g、胡萝卜素30μg、维生素C61mg、钙23mg、磷47mg，都是补钙所需的成分。此菜牛奶用量大，含钙量大，有利补钙。

牛奶雪菜虾子

【原料】雪菜300g、植物油300g（约耗30g）、牛奶300ml、虾子30g，精盐、味精、黄酒、葱姜汁、淀粉各适量。

【制法】① 将雪菜洗净，切成4厘米长的段、大叶子用刀划成两片。炒锅置火上，加入植物油，烧至四成热时放入雪菜段，炒熟后捞出控油。

② 炒锅留少许底油，加入牛奶、虾子、葱姜汁、精盐、黄酒、雪菜，烧至入味，加入味精，并用水淀粉勾稀芡，盛入汤盆中即成牛奶雪菜虾子。含奶香味。

【功效】牛奶含有丰富的钙。雪菜含有胡萝卜素，其成分比大白菜、萝卜、瓜类、豆类都高；含维生素C也比白菜、箩卜、豆类高2～3倍，含钙量也较高。此菜是人体补充钙的良好来源。

河虾冬笋

【原料】青河虾500g、冬笋100g，鸡蛋清30g，葱、姜、黄酒、味

精、淀粉、盐各适量，花生油500g。

【制法】① 将虾去头，去硬壳，留尾壳，用水洗净、捞出沥干，放入大碗内，加黄酒、精盐、鸡蛋清调匀，再加淀粉搅拌均匀。

② 冬笋洗净，切成片；葱、姜切末，加黄酒、精盐、味精、水淀粉、清汤调成芡汁备用。

③ 炒锅置火上、加入花生油，烧至温热时下入虾、冬笋，用手勺推动至散，炒熟后捞出。

④ 锅内留底油，下葱、姜末炝锅，放入以上备料，倒入芡汁，翻炒均匀，即成河虾冬笋菜。

【功效】虾富含钙、磷。冬笋含丰富的维生素C，是补钙理想的菜肴。

鲜蟹炒黄豆

【原料】活海蟹800g，净毛豆（黄豆去英）35g，黄酒、精盐、酱油、醋、味精、白糖、葱段、姜片、湿淀粉、面粉、猪油、鲜汤各适量。

【制法】① 将海蟹洗刷干净，用竹针或削尖的竹筷子从蟹脐中插入，将蟹刺死，剥去蟹壳和蟹脐，除去蟹胃、鳃，蟹肚朝上，剁成两半（带腿），切口处蘸上面粉，防止蟹黄流出。毛豆洗净。

② 锅上火，放入猪油，烧至六七成热，提蟹腿将蟹体的一面蘸上面粉后放入油锅内稍煎一下，煎成黄色后，把昼整个放入油锅，加入毛豆，翻炒几下，使蟹体全部受热，变成红色时加入黄酒，加盐、酱油、醋、糖、葱段、姜片和少量鲜汤，待汤烧开后改用小火烧至蟹肉熟透，再用旺火收汁，待汁转浓稠后放入味精，用湿淀粉勾芡，使卤汁裹匀蟹体，出锅即成此菜。

【功效】蟹分多种，营养成分相近，可食部分每100g含蛋白质15.5g、脂肪2.9g、碳水化合物8.5g、钙384mg、磷340mg、铁10.5mg以及维生素A、维生素B等。蟹肉补钙功效强，常用做跌打创伤、伤筋断骨的补品。黄豆富含钙、磷及蛋白质、是补钙佳品。此菜有益补钙，是骨质疏松患者理想的食品。

青椒炒海红

【原料】净鲜海红肉500g，青椒200g，黄酒、精盐、酱油、味精、葱花、姜丝、湿淀粉、花椒油、豆油、清汤各适量。

【制法】① 将海红肉去杂，洗净；青椒去蒂、去杆，洗净后切成条。

② 锅内放豆油烧热，下葱、姜煸香，放入海红肉慢炒，加入黄酒，加精盐、酱油、味精、清汤，炒至入味、再放入青椒条炒至入味，用湿淀粉勾芡，出锅装盘，淋入花椒油，此菜即成。

【功效】海红的蛋白质、钙、磷含量都很高。青椒每100g含胡萝卜素390μg、维生素C144mg。海红与青椒配合成菜、有利补钙，是中老年人宜常吃的菜肴。

黄瓜拌海带

【原料】海带150g、黄瓜150g，香菜、精盐、味精、香油各适量。

【制法】① 海带用温水浸泡涨发，用清水清洗几次，切成丝；将黄瓜洗净切成丝，香菜洗净切成段。

② 将海带丝下沸水锅中焯一下，捞出沥干水分，放入黄瓜丝、香菜，加精盐、味精、香油拌匀，即成黄瓜拌海带。

【功效】海带的营养价值很高，富含蛋白质、脂肪、碳水化合物、膳食纤维、钙、磷、铁、胡萝卜素、维生素B_1、维生素B_2、烟酸以及碘等多种微量元素。黄瓜富含维生素C，可增强补钙功效。

蘑菇冬笋烩海参

【原料】水发海参300g，鲜蘑菇100g，冬笋50g，豌豆30g，黄酒、精盐、味精、葱、姜、湿淀粉、香油、花生油、鲜汤各适量。

【制法】① 将海参冲洗干净，切成长条，下入开水锅中焯一下，捞出沥净水；豌豆去荚，洗净，下开水锅中焯至断生，冬笋、鲜蘑洗净，切成小方丁。

② 锅上火，放入花生油，烧至七八成热，下入姜末爆香，再下入鲜蘑菇丁、笋丁，炒几下，加鲜汤烧开，再下海参，烧开后撇去浮沫、加黄酒、精盐调好味，改用中火烩5分钟，加味精，用湿淀粉勾芡，淋入香油、撒上豌豆、葱花，出锅装盘即成。

【功效】海参的蛋白质、钙、磷含量都较高。蘑菇、豌豆、冬笋也含有较丰富的钙质。此菜有利于人体补钙和防治骨质疏松症。

冬笋拌海参豆腐干

【原料】水发海参500g、猪里脊肉100g、火腿50g、豆腐干200g、冬笋200g、香菜50g、琼脂30g、鸡蛋清1个，黄酒、精盐、酱油、味精、白糖、姜、葱、湿淀粉、香油、花生油、鸡汤、猪油各适量。

【制法】① 海参洗净，斜刀片成大片，下开水锅中烫一下。

② 琼脂用温水漂洗干净，挤干水，切成4cm长的段；葱、姜洗净、一半切末，一半葱切段，姜拍松；香菜洗净，切成段。

③ 将猪里脊肉洗净，切成细丝，加入鸡蛋清、精盐、湿淀粉浆好；豆腐干、火腿也分别切成4cm长的细丝，均下入开水中烫好。

④ 锅内放熟猪油烧热，下入葱段、姜片煸香，加鸡汤烧开，撇去浮沫，捞出葱、姜不要，加入黄酒、酱油、白糖、精盐．放入海参，改用小火慢炖。

⑤ 另取锅，放入花生油烧至六七成热，下入浆好的猪肉丝、炒散滑透，倒入漏勺中。

⑥ 原锅留底油烧热，下葱、姜末煸出香味，放入豆腐干丝、冬笋丝，略煸片刻，倒入猪肉丝，加黄酒、精盐、白糖、味精，翻炒均匀，淋入香油、盛在圆盘的一边，琼脂用香油、酱油、味精调拌好，放在盆子的另一边。

⑦ 将炖海参的锅改用大火、加味精，用湿淀粉勾芡，淋入香油，盛

在盘子中间，上边撒火腿丝、香菜，即成此菜。

【功效】此菜所用原料中的海参、猪肉、豆府干、火腿肉、香菜，均对补钙有益，是补钙的佳肴。

海参干贝炒鲜蘑

【原料】水发海参500g，干贝40g，冬笋100g，鲜蘑菇150g，肥瘦猪肉100g，鸡蛋3个，黄酒、精盐、酱油、味精、白糖、姜末、葱末、胡椒粉、湿淀粉、猪油、鸡汤各适量。

【制法】① 将干贝去老筋，洗净，加黄酒、鸡汤，放锅内蒸烂取出；肥瘦猪肉、冬笋、鲜蘑分别洗净，切成片。

② 鸡蛋打开，分蛋黄和蛋清装入两个碗内，分别加入鸡汤、黄酒、精盐、湿淀粉搅拌均匀，鸡蛋黄倒在盘中，放锅内蒸至定型，再倒入鸡蛋清，继续蒸熟，取出晾凉，用刀切成蛋糕片。

③ 海参洗净，去腹腔膜，从腹处竖划一刀，不要划断，切成与鸡蛋片相似的块，下入开水锅中氽烫一下摆出。

④ 锅内放猪油、上火烧至七八成热，下入葱、姜煸香，放入猪肉片、冬笋片和鲜蘑片，炒透，加入黄酒、白糖、酱油、精盐，倒入鸡汤烧开，撇去浮沫，下海参片及蛋糕片，略烧一会儿、最后放胡椒粉、味精调味，起锅装盘即可食用。

【功效】海参、干贝、蘑菇、鸡蛋均富含钙、磷，猪肉脂肪能携带维生素D，鸡蛋还含有较多的维生素D，故此菜常食有利补钙，防治骨质疏松症。

蚝油干贝生菜

【原料】干贝100g，蚝油30g，生菜叶200g，黄酒、精盐、味精、白糖、葱、姜、湿淀粉、猪油、鸡汤各适量。

【制法】① 将干贝洗净，用温水泡发，去老筋，保持干贝完整，放入蒸碗内。

② 锅上火烧热，放入猪油，下入葱姜丝炸出香味，对入鸡汤烧开，捞出葱姜丝，撇净浮沫，加入黄酒、精盐、味精、白糖、将汤倒入蒸碗内，放锅内蒸烂。

③ 将蒸烂的干贝取出，蒸汤倒入锅中，干贝扣入盘中、将洗净的生菜叶围在干贝四周，湿淀粉与蚝油放在碗内加入水拌匀，汤烧开后下放入勾稀芡，倒在生菜干贝上，即成此菜。

【功效】干贝含钙、磷丰富，生菜含有较多的维生素C。二者合用，有利补钙，可防治骨质疏松症。

干贝奶蛋豌豆苗

【原料】干贝200g、鲜牛奶150ml、鸡蛋3个、豌豆苗100g、黄酒、精盐、味精、白糖、葱、姜、湿淀粉、猪油、鸡清汤、香油各适量。

【制法】① 将干贝洗净，加黄酒、葱、姜（拍松）、鸡清汤，放锅内蒸烂，取出葱、姜，倒出蒸汤留用。

② 鸡蛋打散，加牛奶、精盐、味精、湿淀粉，调拌均匀，奶蛋备用。

③ 锅内放入猪油，烧至五六成热，倒入调好的奶蛋，用手勺不停地推动，使蛋奶浮出油面，起锅倒入漏勺内，沥净油；豌豆苗洗净，同放漏勺内。

④ 锅内放猪油，用旺火烧热，下入葱、姜炸至呈金黄色，倒入蒸干贝的汤，烧开后捞出葱、姜，撇出浮沫，加黄酒、精盐、味精、白糖，下入蒸好的干贝，稍待片刻，用湿淀粉勾芡，再倒入备好的鲜奶蛋和豌豆苗，晃动几下，使其入味，然后起锅浇在干贝上，淋入香油即成干贝奶蛋豌豆苗一菜。

【功效】干贝、鲜奶、鸡蛋含钙、磷很丰富。豌豆苗清香可口，富含维生素C。此菜有利补钙，是中老年人宜常吃的菜肴。

白菜海米炖豆腐

【原料】白菜心500g，豆腐400g，海米30g，水淀粉15g，酱油、醋、精盐、黄酒、味精、清汤、花椒油、花生油各适量。

【制法】① 将白菜心洗净，切成象眼片，豆腐切成方块，海米洗净、泡发。

② 锅置火上，加入花生油，烧热后加入清汤、豆腐、海米、酱油、盐、醋、黄酒，煮10分钟，再加入切好的白菜心片，继续煮5分钟，加入水淀粉勾芡，撒入味精、淋入花椒油。

【功效】白菜富含钙、磷和维生素C，海米含钙、磷丰富，每100g含钙832mg，含磷695mg。

此菜在烹调中加醋，可使食物中的钙、磷、铁易被消化、吸收和保持维生素C不破坏。

此菜是人体补钙、防治骨质疏松症的理想食品。

青椒拌海蜇

【原料】鲜海蜇300g、香菜20g、青椒100g，醋、精盐、酱油、芝麻酱、辣椒油各适量。

【制法】① 将鲜海蜇用冷水洗净，切成丝，再放入开水中焯一下，捞出沥水，放入盘内。

② 将香菜、青椒用冷开水洗净，去杂，香菜切段，青椒切丝，芝麻酱加盐水调成稀糊。

③ 将醋、芝麻酱、辣椒油、酱油倒入盘内海蜇上，再加入香菜、青椒丝，吃时拌匀即成。

【功效】海蜇每100g含蛋白质12.3g、钙182mg、铁95mg，还含有维生素B、尼克酸、碘、胆碱等，青椒、香菜含有大量的维生素C。此菜老年人宜多食用、是补钙佳品。

蒜黄炒田螺肉

【原料】蒜黄300g，净田螺肉200g，黄酒、精盐、葱丝、白糖、花生油各适量。

【制法】① 将田螺肉去杂，洗净；蒜黄择洗干净，切成段。

② 锅中放入花生油烧热，下葱丝煸香，放入田螺肉煸炒至水干、加入黄酒、精盐、白糖、适量水，煸炒至田螺肉熟透入味，放入蒜黄段继续煸炒，炒至蒜黄入味而不烂时即可出锅食用。

【功效】田螺肉含有丰富的维生素A、蛋白质、铁和钙，蒜黄含有丰富的维生素。食用后有益于补钙。

蒜薹炒鱿鱼卷

【原料】水发鱿鱼500g，蒜薹250g，黄酒、精盐、味精、酱油、醋、胡椒粉、熟猪油、湿淀粉、高汤各适量。

【制法】① 将鱿鱼从中剖成两半，切成长方块，然后用坡刀交叉斜切成花，然后改切成约4cm大的方形块；蒜薹切成段。

② 将酱油、醋、黄酒、湿淀粉、味精、精盐、胡椒粉、高汤调成味汁。

③ 油锅烧热，放入鱿鱼块，炸至卷成筒时倒在漏勺内。

④ 锅内留少许余油烧热、放入蒜薹煸炒几下，加入鱿鱼卷再炒，倒入调好的味汁，炒至入味即成。

【功效】鱿鱼富含蛋白质和钙，老年人多吃此菜有利防治骨质疏松症。

红烧鳜鱼

【原料】鲜鳜鱼1条（约重1000g），黄酒、精盐、白糖、醋、酱油、葱段、姜片、花生油各适量。

【制法】① 将鳜鱼洗净，刮掉鱼鳞，从头部下刀剖至尾部，挖去内脏，再冲洗净。

② 锅上火、放入花生油烧至六成热，下入鳜鱼炸一下，随即放入黄酒、白糖、醋、姜片和葱段，沿锅边徐徐放入适量的水煮沸后再用慢火炖40分钟，下精盐、酱油，待汤收浓时放入葱段，盛入盘中即成。

【功效】鳜鱼又名鲑鱼、鳖花鱼等，每100g含蛋白质18.5g、脂肪3.5g、钙79mg、磷143mg，还含有铁、维生素B等，是补钙佳品。

胡萝卜炒鸡蛋

【原料】胡萝卜1个，鸡蛋4个，胡椒粉、精盐、味精、姜丝、韭菜各少许，花生油适量。

【制法】① 胡萝卜洗净，去皮、切成细丝；韭菜择洗干净，切成3cm长的小段；把鸡蛋磕打入碗内，加精盐、胡椒粉，搅拌均匀。

② 炒锅上火，加入花生油，待油烧至七成热时放入姜丝，爆出香味后取出姜丝，倒入胡萝卜丝炒熟，加精盐、味精炒匀，取出放凉后、与韭菜段和蛋液搅拌均匀。

③ 炒锅上火，加入花生油，待油热后把鸡蛋液倒入，改用中火炒拌，蛋熟时盛入盘中即可食用。

【功效】鸡蛋含钙、磷、维生素D丰富。胡萝卜富含胡萝卜素，进入体内可转变为维生素A，含维生素C、钙、磷也很丰富。此二物均为补钙佳品。

香椿炒鸡蛋

【原科】鸡蛋4个，香椿叶50g，植物油50g，精盐适量。

【制法】① 将香椿叶洗净，放入碗内、切成小段（或细末）；鸡蛋磕入碗内，加入切好的香椿叶、少许精盐拌匀。

② 炒锅放火上，加入植物油炒热，下入拌好的鸡蛋香椿炒熟即成。

【功效】鸡蛋和香椿均含有钙、磷成分，香椿的蛋白质也比较高。故此菜有较好的补钙功效。

香辣黄豆

【原料】黄豆500g，酱油100g，红糖500g，花椒油20g，辣椒油20g，葱适量。

【制法】① 取大粒黄豆，洗净后放入锅内，加入清水没过黄豆，上火焖煮烂熟后捞出；葱切成花。

② 将锅烧热，放入煮熟的黄豆，加入酱油、红糖，再加热烧沸，搅拌均匀，至无汤汁、黄豆呈金黄色时淋上花椒油、辣椒油，搅拌均匀，盛入盘内，撒上葱花，即成香辣黄豆一菜。

【功效】大豆营养全面，含量丰富，其中蛋白质的含量比猪肉高2倍，是鸡蛋含量的2.5倍。蛋白质的含量不仅高，而且质量好。大豆蛋白质的氨基酸组成和动物蛋白质近似，其中氨基酸比较接近人体需要的比值，所以容易被消化吸收。如果把大豆和肉类食品、蛋类食品搭配着来吃，其营养可以和蛋、奶的营养相比，甚至还超过蛋和奶的营养。

大豆脂肪也具有很高的营养价值，这种脂肪里含有很多不饱和脂肪酸，容易被人体消化吸收。而且大豆脂肪可以阻止胆固醇的吸收，所以大豆对于动脉硬化患者来说，是一种理想的营养品。

大豆中含有丰富的钙、磷、镁、钾等无机盐，还含有铜、铁、锌、碘、钼等微量元素。大豆中的钙、磷与蛋白质相结合，容易被人体消化吸收。

所以，大豆是补钙的理想食品，经加入甜、辣、香的调味品后，其营养不受损失，并增加了鲜香味，能促进食欲，更有利补钙。

砂锅菜心冻豆腐

【原料】冻豆腐400g，青菜心100g，黑木耳25g，瘦猪肉50g，冬笋50g，葱段、味精、精盐、胡椒粉、熟食用油各适量。

【制法】① 将冻豆腐自然解冻，待成海绵体时切成3～4cm见方的块。瘦猪肉切片。

② 青菜心洗净，竖切成瓣，投入沸水中烫熟，捞出后再放入凉水中

冲凉；冬笋洗净，切片；木耳浸泡后去杂，洗净沥水。

③ 取沙锅一个，放入冻豆腐块，依次摆上猪肉片、菜心、黑木耳、冬笋片、葱段，加入清汤，用旺火煮沸后，改用小火焖20分钟，加精盐、虾米、熟油后，再煮10分钟。

④ 食用时撒胡椒粉、味精即成。

【功效】冻豆腐含有豆腐的营养成分，是补钙佳品。青菜含有大量维生素C、有利补钙。猪肉、木耳、冬笋营养丰富，食之强身健体。

鸽蛋杏仁肉

【原料】鸽蛋10个，甜杏仁20粒，鸡脯肉120g，猪肥膘50g，鸡蛋清1个，菜松50g，葱姜汁10g，黄酒25g，干淀粉20g，熟猪油500g（约耗75g）、精盐，味精适量。

【制法】① 将鸽蛋放入凉水锅中，上火煮熟，捞出去壳，顺长一剖为二，蛋黄一面撒上少许干淀粉。

② 鸡脯肉去筋皮，和猪肥膘一起斩成蓉，入锅中，加葱姜汁、黄酒、精盐、味精、蛋清、菜松、干淀粉拌上劲成鸡糊，抹在鸽蛋的蛋黄一面，呈整鸽蛋形，然后再嵌入甜杏仁，抹光。

③ 锅上火，倒入熟猪油烧至五成热，下入生坯炸熟，倒入漏勺沥油，装盘即成鸽蛋杏仁肉菜。

【功效】鸽蛋与鸡蛋营养成分相近，也含有丰富的钙、磷。杏仁的营养价值丰富。杏仁含有丰富的单不饱和脂肪酸，有益于心脏健康，含有维生素E等抗氧化物质，能预防疾病和早衰。每百克杏仁中含蛋白质27g、脂肪53g、碳水化合物11g、钙111mg、磷385mg，铁70mg，还含有一定量的胡萝卜素等。此菜用猪肥膘肉、猪油，都能够携带维生素D。此菜是补钙的理想食品。

菜花烩腐竹

【原料】熟腐竹200g，菜花180g，猪肉50g，花椒油25g，精盐、味精、湿淀粉适量。

【制法】① 将熟腐竹切成15cm见方的块，投入沸水中焯烫透，捞出沥净水分；菜花洗净，掰成小朵，投入沸水中焯至断生，沥净水分；猪肉切成片，放入碗内，加湿淀粉上浆，投入沸水中划散、氽透，捞出控净水分。

② 将熟腐竹、菜花、肉片装入盘内，加入精盐、味精拌匀，然后浇上现炸的热花椒油，拌匀即成。

【功效】腐竹为黄豆制成，含有丰富的蛋白质、钙、胡萝卜素，是补钙佳品。

菜花为蔬菜中的珍品，营养丰富，主要含有钙、磷、铁等矿物质及多种人体所需要的微量元素，以及较多的维生素A、维生素B和维生素C。维生素C含量甚多，是大白菜的4倍、番茄的8倍、芹菜的15倍、苹果的20倍，其钙、磷、维生素A、维生素C都是人体补钙不可缺少的物质。

猪肉主要含有蛋白质、脂肪、糖类、钙、磷、铁等，是健体食品。

菜花炝腐竹一菜对补钙十分有益，骨质疏松症、软骨症患者和中老年人应常吃此菜。

豆腐皮炒银耳

【原料】豆腐皮180g，水发白木耳80g，花生油、酱油、精盐、味精、葱花、姜丝、蒜片、湿淀粉各适量，鲜汤少许。

【制法】① 将豆腐皮放水中泡软，洗净，切成2cm长的象眼片；木耳洗净，择去杂物，切成小块。

② 锅置火上，放入花生油烧至七八成热，放入葱花、姜丝、蒜片炝锅，炒出香味后投入豆腐皮和白木耳，煸炒几下，随即加入鲜汤、酱油、精盐，烧开后滚上两滚，放入味精拌匀，翻炒一下，用湿淀粉勾芡，即成豆腐皮炒银耳一菜。

【功效】白木耳又叫银耳，每100g含钙330mg，还含有蛋白质、胡萝卜素、维生素E、钾、钠、镁、铁、锰、锌、铜、磷、硒等，豆腐皮是大豆制品精华，其含钙丰富。此二物相配有利补钙，可防治骨质疏松症。

葱爆牛肉

【原料】牛里脊肉150g，大葱白50g，植物油、酱油、黄酒、香油、精盐、醋各适量。

【制法】① 将大葱切成滚刀块，把牛肉洗净，切成大薄片，放入碗内，用酱油、黄酒、精盐、香油煨一会儿，用手抓均匀。

② 锅置火上，烧热，用植物油打底油，待油烧热时放入调好的肉片，炒至葱有粘性时放入一点醋，淋入少许香油，葱爆牛肉一菜即成。

【功效】大葱含有多种维生素和矿物质，磷的含量较高，每100g葱含磷38mg、钙29mg、胡萝卜素60μg、蛋白质1.7g。牛肉每100g含蛋白质20.1g、脂肪10.2g、钙23mg、磷170mg。牛肉有强筋骨、长肌肉的功效。此菜有健骨生肌的功效，常吃可强身补体。

扁豆炒牛肉

【原料】扁豆200g，牛肉100g，精盐、酱油、黄酒、味精、葱、姜、白糖、花生油各适量。

【制法】① 将扁豆去筋，洗干净，滤干水分，切成小块，葱、姜切成末。

② 将炒锅放火上，放入油，烧到油面略起青烟时将牛肉放入煸炒一会，再放入黄酒、酱油、葱末、姜末、白糖和精盐，将扁豆下锅，不停地翻炒，待扁豆水分基本出净、色泽嫩绿时加入味精，翻炒均匀后即可。

【功效】扁豆富含钙、磷和维生素C。牛肉含钙量不很高，但其营养成分全面、丰富。此菜是中老年人补钙食品之一。

番茄酱煮鲤鱼

【原料】鲤鱼1条，番茄酱50g，黄酒、白糖、葱段、姜丝、胡椒粉、精盐、味精、花生油、香油、水淀粉合适量。

【制法】① 将鱼洗净，去鳞，开膛，去内脏和鳃，刮洗干净，在鱼身两侧刺上月牙形花刀。

② 锅置旺火上，放入黄酒、葱段、姜丝、精盐、适量清水，烧开，放入鱼，用慢火煮10分钟、捞出鱼放入盘内。

③ 锅内放入油，上火烧热，下入葱、姜，炸出香味即捞出不用，加入番茄酱，边炒边加少许水，放黄酒、白糖、葱段、姜丝、胡椒粉、味精、精盐调好味，加入香油，待烧至汤汁滚开后用水淀粉勾稀芡，浇在鱼身上即成。

【功效】鲤鱼含钙、磷丰富。番茄酱富含维生素C，对补钙皆有益，是骨质疏松症患者宜吃的菜肴。

佛手白菜

【原料】嫩白菜帮12片，豆腐150g，蘑菇20g，韭黄少许，葱、姜、精盐、黄酒、味精、淀粉、香油、鲜汤、花生油各适量。

【制法】① 将嫩白菜帮洗净，切成长段，放入开水锅中焯一下，再取出放入凉水中过凉，然后将每段白菜帮横着对折起来、在离对折1cm处，均匀地顺刀切4刀即成5个指头形，成佛手状；葱、姜均切末。

② 将豆腐用刀剁成泥，放入碗内；将蘑菇、韭黄择洗干净，切成碎末，放在豆腐中，加入精盐、味精、黄酒、葱末、姜末、香油调拌均匀，夹在每块白菜段中，即成佛手形；再将佛手上锅蒸10分钟左右，取出放在盘中。

③ 锅置火上，倒入花生油烧热，放入葱、姜末，炸出香味，捞出葱、姜末，加入鲜汤、黄酒、精盐，用水淀粉勾薄芡，淋入香油，浇在佛手上即成。

【功效】白菜、豆腐、蘑菇含钙、磷较多。此菜是补钙的理想菜肴。

猪肉炖海带

【原料】① 带皮五花猪肉200g，水发海带300g，酱油15g，姜10g，花椒、大料、白糖、精盐、味精、花生油、鲜汤各适量。

【制法】将五花肉洗净，切成块；海带洗净，切成长条；葱切段，姜切片。

② 锅内加花生油作底油，烧热，放入肉块煸炒至变色，然后放入酱油、葱、姜、花椒、大料、白糖、精盐、味精、鲜汤，加热、烧沸后撇去浮沫，转用小火炖至八成烂时再放入海带块，再炖40分钟左右，拣出葱、姜、花椒、大料，出锅即成此菜。

【功效】海带中钙、磷、铁、碘含量都很丰富，每100g含钙1177mg、磷216mg、铁150mg、碘2400μg。猪肉中脂肪含量丰富，可携带维生素D，有助于人体对钙的吸收。

此菜可有效地补钙、防治骨质疏松症，是老年人常吃的菜肴。

木耳白菜炖豆腐

【原料】木耳30g，豆腐400g，白菜200g，精盐、味精、姜丝、葱花、植物油。

【制法】① 将木耳用温水泡发，去蒂和杂质，洗净，撕成小片；将豆腐切成小块，白菜用刀斜片成片。

② 锅内放入植物油，油热后投入葱花、姜丝煸香，加入豆腐、木耳、白菜、精盐、味精和适量水。用大火烧沸后再改用文火炖至豆腐入味，此菜即成。

【功效】豆腐含蛋白质、钙丰富。木耳也富含蛋白质、还含有钙、磷、胡萝卜素等、木耳含钙量相当于肉的30~70倍。白菜含有丰富的维生素和粗纤维，有利于补钙，所以，豆腐、木耳、白菜相配成菜，是补钙佳品，很适合骨质疏松症、软骨症患者食用。

海马童子鸡

【原料】仔公鸡1只，海马10个，水发香菇50g，精盐、黄酒、葱段、生姜片、味精、鲜汤各适量。

【制法】① 将海马用温水洗净；鸡收拾干净后在开水中煮约5分钟后取出，剔出鸡骨取肉，连皮切成长方条；香菇切丁。

② 将鸡条整齐地排在一个瓷碗里，分别放上海马、香菇及调料，放锅蒸约1小时、蒸熟后出锅，去葱、生姜，加少许味精，调好味即成。佐餐食用。

【功效】海马味甘，性温，富含蛋白质、脂肪、碳水化合物、磷、锌、锰、铁、钡、硒、维生素D等营养成分，有补肾壮阳健骨，调气活血之功，童子鸡益气补精。是肾阳虚，体质虚弱者调补佳品。适用于阳虚型骨质疏松症。

牛奶八宝鸡

【原料】活雏鸡1只，牛奶200ml，清汤150ml，水发海参50g，水发蹄筋50g，鲜虾仁50g，水发干贝50g，熟鸡脯肉80g，水发冬菇80g，南荠50g，葱油30g，青菜心、火腿、精盐、味精、黄酒、葱段、姜片、姜汁各适量。

【制法】① 先将鸡宰杀后煺去毛，清洗干净，由鸡颈刀口处剁断颈骨（皮不要剁断），再用小刀在鸡嗉袋处开一刀口，从鸡嗉袋根往下剔至尾尖，并剔去翅骨、腿骨、脊骨，并保持鸡皮完整，鸡肉也不要翻剥下来，切去鸡肛门、鸡臀、大肠，择去五脏后洗净，剁去嘴、爪、翅尖，备用。

② 海参、蹄筋、鸡脯肉、冬菇、冬笋、南荠均收拾干净，切成1cm见方的丁，同虾仁、干贝一起入沸水中略烫，摆出，放入大碗内，加入精盐、味精、黄酒拌匀，然后从鸡颈开刀处装入鸡腹内，用竹签将刀口别住。火腿切成方片，青菜心切成3厘米长段。

③ 炒锅置旺火上，加入清水烧沸，先下入青菜心略烫后捞出，再将

鸡放入沸水锅中烫透，捞出，腹部向下放入大汤碗内，加入清汤、精盐、黄酒、葱段、姜片，放锅蒸至鸡肉熟烂时取出，挑去葱、姜。用净炒锅加入葱油，烧至四成热，加入牛奶、清汤、黄酒、精盐、青菜心、姜汁，并将蒸鸡的原汤入锅内，烧沸后撇去汤面浮沫，起锅倒在鸡上，撒上火腿片即成。

【功效】此菜中牛奶、海参、虾仁、干贝、冬菇均为补钙食品，鸡肉、牛蹄筋等也为补钙原料。

干贝含蛋白质丰富，每100g高达63.7g，比鸡蛋高3.2倍，每100g含钙47mg、磷886mg，是上等的补钙食品。海参每100g含粗蛋白质55.5g、钙118mg、磷22mg。虾仁干品每100g含钙882mg、磷695mg。牛蹄筋每100g含蛋白质30.2g。鸡肉有益气增血、强筋健骨的功效。

此菜含有丰富的蛋白质、钙、磷等成分，均是有利补钙的物质。故此菜是骨质疏松症患者的理想保健菜肴。

海红炖豆腐干

【原料】水发海红500g，五花猪肉100g，五香豆腐干150g，黄酒、精盐、酱油、鲜汤合适量。

【制法】① 先将发好的海红洗净，放入汤碗里，放锅中蒸20分钟左右至软透，猪肉和五香豆腐干均切成薄片。

② 海红、五花肉、豆腐干一起放入沙锅内，加酱油、黄酒、精盐和鲜汤，用旺火烧开后移至小火上炖至软烂，此菜即成。

【功效】海红也叫淡菜，每100g含蛋白质39.1g、脂肪7.6g、钙277mg、磷864mg，是补钙佳品。豆腐也含有丰富的钙、磷成分。猪肉能够携带维生素D。此菜有钙、磷和钙的携带功能，对于人体补钙很有益。

冬笋炒黄螺

【原料】净黄螺肉300g，冬笋100g，水发香菇50g，蒜瓣3粒，黄酒、精盐、味精、白糖、葱花、香油、熟猪油、骨汤、湿淀粉各适量。

【制法】① 将黄螺肉切成薄片，洗净，放入沸水锅中焯一下，捞起沥水，放在碗中用黄酒腌5分钟，冬笋洗净切薄片；香菇洗净去根，切片；蒜瓣切末。

② 骨汤、黄酒、精盐、味精、白糖、香油、湿淀粉同放碗中，调成卤汁备用。

③ 炒锅放入猪油，上火炒热，放入蒜末、冬笋片、香菇片略炒，再加入卤汁下锅，煮至汁浓稠时加入黄螺片，迅速颠翻几下，装在盘内即成。

【功效】黄螺每100g含蛋白质10.7g、脂肪1.2g、钙1357mg、磷191mg、铁19.8mg，其含钙量非常高，还含有维生素B_1、维生素B_2、尼克酸等。香菇也含有较多的钙，冬笋富含维生素C。此菜是老年人补钙和防治骨质疏松症的理想食品。

牛奶茄子土豆

【原料】茄子3个，牛奶100ml，奶油30g，土豆1个，葱头25g，花生油、面粉、精盐、鸡汤、胡椒粉、味精各适量。

【制法】① 将茄子洗净去蒂，削去皮，将每个茄子从四面切下4等份，中间不用，再把每块茄子用直刀法隔一刀切透，刀距约5mm，切成柳叶片。

② 葱头去皮，洗净，切丝；土豆去皮，洗净、切丝。

③ 炒锅上火，加入花生油烧热，下入葱头丝炒出香味，再放入茄片、面粉、牛奶、奶油、鸡汤、味精，用小火熬汤汁，起锅装入盘内。

④ 另起锅上火，加入花生油，待油烧至九成热时投入土豆丝炸成金黄色，再拌入少许精盐和胡椒粉，码放在盘子周围即成。

【功效】牛奶含钙丰富，茄子含有钙、胡萝卜素、维生素C、锰等。此菜适于骨质疏松患者食用。

牛奶白菜

【原料】白菜心350g、牛奶60ml、植物油50g，黄酒、精盐，葱末，水淀粉，味精，高汤各适量。

【制法】① 选用嫩白菜，去帮、去根、仅用白菜心，切成2cm长、1.5cm宽的条，放入沸水锅中煮烂，用漏勺捞出，控去水，放入凉水中过凉，再将白菜条用手理顺，挤去水分，放在平盘中备用。

② 将炒勺置火上，放入植物油40g，再放入葱末炝锅，烹入黄酒，加高汤、精盐，再将白菜条下锅、用旺火烧至汤浓汁少时，放入味精，用牛奶将淀粉调好，倒入锅汤内勾芡，再淋入所剩植物油，晃勺翻个，出勺，盛入盘中即成牛奶白菜。

【功效】白菜每100g含蛋白质1.7g、脂肪0.2g、膳食纤维0.6g、碳水化合物31g、胡萝卜素250μg、维生素B10.0mg、维生素$B_2$0.07mg、尼克酸0.8mg、维生素C47mg、维生素E0.92mg、钾130mg、钙69mg、磷30mg、锰0.21mg，还含有锌、铜、硒等。白菜含有较多的维生素A（胡萝卜素）、维生素C、钙、磷，有利补钙。其所含的锰，也有利防治骨质疏松。研究表明，人体内锰缺乏也是引起骨质疏松的原因之一。

此菜将牛奶与白菜相配成菜，是很理想的防治骨质疏松的菜肴。

韭菜炒虾皮

【原料】虾皮50g，韭菜300g，精盐、酱油、味精、花生油各适量。

【制法】① 将虾皮用清水漂洗干净，晾干；韭菜择洗干净，切成长段。

② 锅上火，放入花生油，烧至六七成热，先放入虾皮煸炒几下，再下韭菜段快速同炒，炒至韭菜色转深绿、油亮时放入酱油、精盐翻炒均匀，待汤汁滚沸即放入味精，出锅装盘即成韭菜炒虾皮。

【功效】虾皮富含钙、磷等物质。韭菜每100g含胡萝卜素1410μg、维生素C24mg、钙24mg、磷38mg。此菜有益补钙。

鲜蟹香菇虾球

【原科】鲜螃蟹800g，虾仁200g，猪板油200g，水发香菇100g，荸荠100g，鸡蛋2个，豌豆苗50g，黄酒、精盐、味精、葱段、姜片、鸡汤各适量。

【制法】① 将蟹洗刷干净，放入盘内，加上葱段、姜片，放锅中蒸熟，取出揭去蟹盖，取出蟹肉。豌豆苗择洗干净。

② 荸荠剥去外皮、洗净，切成末，虾仁洗净剁成蓉，放入碗内，加入猪板油、黄酒、鸡蛋、精盐、味精拌匀，用手挤成直径1.5cm大小的虾丸，外边再滚上蟹肉，即成蟹球，装盘上锅蒸10分钟。

③ 锅内放入鸡汤烧开，加精盐、味精、香菇、豌豆苗，烧至稍开后起锅，盛入盘内，再放入蒸熟的蟹球，即成此菜。

【功效】蟹肉补骨髓、滋肝阴，养筋活血。蟹、虾、鸡蛋都含有较多的钙、磷。猪油脂肪能够携带维生素D，鸡蛋也含有维生素D，可帮助人体吸收钙质。

紫菜虾仁蛋卷

【原料】紫菜250g，虾仁250g，猪肉200g，鸡蛋2个，干淀粉、味精、精盐、鲜汤各适量。

【制法】① 将虾仁洗净，和猪肉一起剁成蓉，和蛋液、淀粉、味精、精盐、鲜汤合一起，搅匀成馅。

② 紫菜洗净，摊平，抹上干淀粉，淀粉上面放入剁好的馅，卷成卷，把卷切成3.5cm长的段，立着码入碗内，兑上鲜汤，放锅用旺火蒸30分钟左右，取出放在盘内，即可食用。

【功效】紫菜、鸡蛋、虾仁都含有丰富的钙、磷，是补钙食品。鸡蛋还含有丰富的维生素D，猪肉脂肪能够携带维生素D。所以，此菜是补钙佳品。

鳝鱼海参香菇

【原料】鳝鱼800g、水发海参500g，瘦猪肉100g、香菇50g，黄酒、精盐、酱油、味精、白糖、葱、姜、大蒜、胡椒粉、湿淀粉、猪油、花生油、鸡汤各适量。

【制法】① 将鳝鱼宰杀，剔出脊骨、洗净，切成片，下入开水锅中烫一下，沥去水。香菇加水泡发。

② 锅内放入花生油烧热，下入鳝鱼片炸一下、倒入漏勺内、沥去油；瘦猪肉切成3cm长的薄片；香菇切成片，葱、姜一部分切末、一部分葱切段、姜拍松，大蒜切片。

③ 锅内放花生油，烧至七八成热，下入葱、姜末及蒜片，炒出香味，放入肉片、香菇片和鳝鱼片、煸炒几下，加黄酒、酱油、精盐、味精、白糖、胡椒粉、鸡汤，用小火煮烂。

④ 海参洗净，斜刀片成大片、下入开水锅内烫一下，捞出沥净水。

⑤ 炒锅放猪油，用旺火烧热，下入葱段、姜片炸至金黄色时对入鸡汤，烧开后拣出葱、姜不要，下入海参片、肉片，加黄酒、酱油、精盐、味精、白糖，用小火煮烂。然后将鳝鱼片倒入海参锅内，翻炒均匀，用湿淀粉勾芡，起锅装盘即成。

【功效】鳝鱼、海参均富含钙、磷成分。猪肉脂肪可携带维生素D，协助钙的吸收利用。每100g鳝鱼肉含蛋白质28.8g、钙38mg、磷150mg。此菜海参、鳝鱼肉合用，有利补钙，是防治骨质疏松症的佳品。

胡萝卜丝炒鸡蛋

【原料】胡萝卜2根，鸡蛋3个，精盐、味精、姜丝、蒜苗各少许，花生油适量。

【制法】① 把胡萝卜洗净，去皮、切成细丝；蒜苗择洗干净，切成3cm长的小段；把鸡蛋打入碗内，加精盐、搅拌均匀。

② 炒锅上火，加入花生油，待油烧至七成热时放入姜丝，爆出香味

后取出姜丝，倒入胡萝卜丝炒熟，加精盐、味精炒匀，取出放凉后、与蒜苗段和蛋液搅拌均匀。

③ 炒锅上火，加入花生油，待油热后把鸡蛋液倒入，改用中火炒，蛋熟时盛入盘中即可。

【功效】鸡蛋含钙、磷、维生素D丰富。胡萝卜富含胡萝卜素，进入体内可转变为维生素A，含维生素C、钙、磷也很丰富。二者均为补钙佳品。